伊豆高原の

桜に惹かれて

脳出血で倒れた電子物理工学者の
型破りなリハビリ法

泉　勝俊

東京図書出版

まえがき

　脳出血を起こして緊急搬送された脳外科病院でそのまま３カ月間の入院を経て退院した途端に、もはや患者ではなくなった。ベッドからはずり落ちるようにして起き上がり、横付けの車椅子には辛うじて乗り移れるものの、後遺症で左手足の感覚は無く、全く動かせないのにである。

　退院とはいっても重度の身体障害に陥っており、回復にはほど遠い身体情況のままでは通常の「祝退院」の気分には到底なれないまま、医療からも見放されたとの思いだけが募った。現行の医療保険適用下では、特別な場合を除いて、これ以上は医療の範疇ではなくなって介護保険適用下での自主的な在宅リハビリが主体となるのだ。

　脳出血は脳梗塞を含めて脳血管障害とも呼ばれるが、原則として脳血管障害発症者は３〜６カ月の医療保険適用下での入院期間が過ぎると、患者ではなくなって自宅へ戻される仕組みになっている。一口に脳血管障害といっても症状は千差万別であるので一概には言えないが、この入院期間が過ぎてそのまま社会復帰できる例は稀なようだ。大半は重い身体障害に陥ったままの退院となり、発症前までの自宅での生活は極めて困難になる場合が多い。

　私の場合には、街中の自宅に戻って生活を再開するには自宅のバリアフリー化などの大改造を要するうえに、車載・車椅子の積み降ろしに要する駐車スペースも不足することが判明した。そこで、厚木の自宅へ戻ることは諦めて新天地への移住を決意し、家族の支援の下で退院と同時に伊豆高原の地に終の住処を定めたのである。

"医療から見放された"といくら嘆いてみても始まらない。"九死に一生を得た"ことを幸いと捉え、この先は自分でやるしかないと心に決めた。

　移住当初は通所リハビリ施設での「ストレッチ体操と雑談」を主体とした活動プログラムに「心と身体」を慣らすのが精一杯であったが、２年を過ぎた頃から、このまま心と身体を慣らすだけでは目指す身体機能の回復は望めないと悟った。

　そこで、一念発起して独自に自宅での機能回復訓練を開始することにしたのである。

　開始後約４年半にわたって、旧来のリハビリの常識を超えたところで機能回復訓練の内容を系統的にメニュー化し、自らを被験者として型破りな訓練を実施しつつ効用のほどを検証してみた。このメニュー化においては、機能が麻痺した身体の部位を可能な限り科学的に観察・分析して麻痺のメカニズムをモデル化し、その機能回復のための訓練はいかにあるべきかを考察した。この「あるべき論」に基づいて効果的と考えられる訓練内容をメニュー化して本格的な訓練に取り組んだ次第である。

　訓練の負荷量は体調を勘案しながら極力数値化するとともに、その訓練中に痛みが発生する場合にはその痛みも数値化し、"記録の無いところに進展無し"を肝に銘じて全ての機能回復訓練内容を日報として記録した。本書はこの記録に基づいてデータを分析・評価して訓練効果を検証するとともに、更なる進展に活かせるよう工夫した内容を綴ったものである。

　なお、本書を纏めるに際しては、その時々の情況や想い、ないしは新しい機能回復訓練メニューを着想した経緯などをエッセイ風に書き溜めた「リハビリ雑感」も抜粋して収録した。

目　次

まえがき i

第一章　暗中模索 5

リハビリ雑感①　傾いた錆びたトランス 8

【Ⅰ】自宅で取り敢えずのリハビリ 12

【Ⅱ】電子鍼で接触感覚の改善を 14

【Ⅲ】腰痛二題 15

【Ⅳ】電動・車椅子の試作・導入で陰鬱の霧を払拭 17

リハビリ雑感②　虫歯が遂に"年貢の納め時"に 19

第二章　機能回復へのスイッチ 22

リハビリ雑感③　身体障害者標識 22

【Ⅰ】装具外し 26

リハビリ雑感④　干しイカ噛み噛みからリハビリの
　　　　　　　　　新理論!? 29

【Ⅱ】感覚機能向上狙いの施策 37

【Ⅲ】本格的な歩行機能回復訓練 38

リハビリ雑感⑤　自転車エルゴメーター 44

リハビリ雑感⑥　左手脚連鎖動という知られざる
　　　　　　　　　難題 51

第三章　メニュー化した日々の機能回復訓練とその効果の検証 56

【Ⅰ】手摺付き階段を使った訓練 56

リハビリ雑感⑦　通所リハビリ施設通い 65

【Ⅱ】床のカーペットを使った訓練 70

リハビリ雑感⑧　100万歩踏破を目指して 77

【Ⅲ】電動ベッドを使った訓練 82

【Ⅳ】ベッド端と床のカーペットを使った訓練 89

【Ⅴ】椅子に座ったままでの訓練 103

【Ⅵ】縦棒を使った訓練 107

【Ⅶ】杖歩行訓練 112

第四章　総　　括 114

リハビリ雑感⑨　高齢者講習 120

あとがき 124

謝　辞 125

第一章 暗中模索

　脳出血を起こして緊急搬送された脳外科病院の急性期病棟で約1カ月間を寝たきり状態で過ごしたところで、脳神経外科としての治療は終了したとして私は回復期リハビリ病棟へ移され、同時に主治医は脳神経内科に代わった。

　入院と同時に入ったSCU[*1]を三日ほどで出て廊下を挟んですぐ前の個室に移されてからは、急性期病棟でも作業療法士の手でリハビリは開始されていた。リハビリとはいえ、私は寝たきり状態であったので、基本的には抱き起こしてもらって背中全体に軽めのマッサージのようなストレッチを受ける程度ではあった。

　回復期リハビリ病棟へ移された時点での私の身体情況は次のとおりであった。

[①頭部]
　瞬き等瞼の開閉と涙機能には異常無し。但し、左顔面を右手で触っても感覚は鈍く、紙一枚挟んでその上から触っているが如くにて、痛覚も弱し。左耳の周りも同様で、耳垢除去用綿棒を挿入しても挿入感殆ど無し。口の開閉機能には異常無く、発声の際にも違和感は無し。咀嚼機能には特段の異常は感じないものの、噛み締め感は弱し。口唇の開閉機能にも異常は無いものの引き締め力が弱く、意識して引き締めておかないと、口の左端から涎が垂れてしまうことあり。

＊1：SCU ⇒ Stroke Care Unit：脳血管障害発症者専用の集中治療室の略称。

［②左上肢］

　　上腕部〜前腕部〜手の平および手の甲〜全指に至るまで接触感覚も痛覚も無し。加えて五指は常時握り締めて拳（こぶし）を作っている半固定状態にて、右手で一指ずつ力を入れて引き剝（は）がさないと開かず。更に、前腕部は肘でL字型に屈曲し、先端の拳は鳩尾（みぞおち）の辺りに常時くっついたまま離れず。

［③臀（でん）部］

　　右尻に異常は無いが左尻には接触感覚無く、ベッド端に腰掛けても右尻だけがベッドを捉（とら）えている感覚で左尻の存在が感知できず、さながら一本足の案山子（かかし）の如（ごと）し。このため、上体がすぐふらついて後方や左側に傾いて倒れそうになって安定せず。

［④左下肢］

　　大腿部〜膝〜脛（すね）〜足首〜足の甲および足の裏〜全足趾に至るまで接触感覚も痛覚も無し。車椅子に座（すわ）って両足をフットレスト（足載せ）に揃（そろ）えて載せると左膝から下の部分は外側に倒れて自立できず、さながらコンニャクの塊（かたまり）を縦長のビニール袋に詰めて膝にぶら下げているが如（ごと）し。

　　回復期リハビリ病棟では早速本格的なリハビリが開始されたが、当面の主眼はベッドから車椅子への移乗と車椅子からベッドへの戻りであった。しかしながら下肢は前述のとおりコンニャクの塊をビニール袋に詰めてくっつけているが如くにつき、その場での摑（つか）まり立ちが精一杯で殆（ほとん）ど一歩も動けず、介助無しではベッドから車椅子への移乗すら叶（かな）わなかった。

第一章　暗中模索

　1カ月ほど経って、私の左脚専用の装具（写真1）が届いた。理学療法士の勧めにより石膏で型取りして発注していたものだ。それは半透明の硬質プラスチック製で、脛と足底とを足首部分を介してL字型に固定して一体化したもので、マジック・テープ式で反復脱着が可能な仕組みになっていた。これにより、「車椅子への移乗と車椅子からベッドへの戻り」が自力で訓練可能となった。
　この訓練こそが私の場合の本格的なリハビリの開始となったと言えよう。ちなみに、リハビリ（Rehabilitation）とは広義には身体障害者の社会復帰に向けた個人的および社会組織的な諸活動の全てを包含したプロセスを指す用語であるが、ここでは狭義に身体障害者の社会復帰に向けた機能回復訓練全般を指す用語として扱い、文調に応じて「機能回復訓練」、「トレーニング」、「運動」ないしは「練習」と表記して用いた。

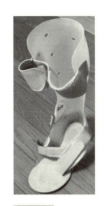

写真1
左脚の装具

リハビリ雑感①　傾いた錆びたトランス

（2009年11月）

　11月にへ入ると寒さは本格化した。脳出血を起こしてから３週間経った10月27日、脳神経外科としての治療期は終了したとして私は入院中の馬場記念病院の急性期病棟から回復期リハビリ病棟へ移された。11月も10日を過ぎると「一雨ごとに寒さが増す」感を強くするほど雨がよく降って寒気が強まった。

　14日(土)も未明から雨になった。リハビリには本来「休み無し」ということながら、週末ということでリハビリ・スタッフ（理学療法士または作業療法士）にはかなりの交代要員が見られた。

　昼食が終わっても雨は未だ降り続いていた。日によって若干遅れることもあるが、毎朝９時からリハビリ・スタッフによる個別のリハビリが開始される。リハビリ時間は１セット20分程度で、原則としてウィークデー（月〜金）は午前と午後に１セットずつ計２回のリハビリがあり、日によっては夕方にもう１セット追加されることもある。

　土曜日の午後は自室のベッドでぼんやりと過ごせる。私のベッドは病棟２階の窓際に頭部が接するように配置されており、カーテンを左右に全開する（もちろん病院スタッフの手で）と、左側ガラス戸外の手が届きそうな近くにコンクリート製の電柱が立っている。

　その電柱の先端から２mほど下がった位置にはトランス（柱状変圧器）が専用架台の上に無造作に設置されている。このトランスは通常よく見られる灰色の円筒形で直径40cm、高さ50cmほど

第一章　暗中模索

に見える。トランスに引き込まれている3本のかなり太めの架線から察するに、配電用変電所からの6,600V配電を病棟での電源用に200Vと100Vに降圧するためのトランスであろう。

　どういうわけかこのトランスは架台から僅かに引き上げられて手前に少し傾いており、しかも上端部には錆が拡がっていて古そうに見える。いくら古くなったとはいえ、取り付け金具が緩んで傾くなどとは考えられないが、傾いた天蓋部分に溜まった雨水が先端部分から滴っている。水滴は年月を経てトランス表面に塗られた灰色のペンキを落下経路に沿って扇形に褪色させ、下地の鉄を酸化して表面に赤茶色の錆を浮かび上がらせている。トランスの中には鉄心に巻かれたコイルと絶縁油が入っているだけで天蓋は防水式でボルト締めされており可動部分は無い筈なので、いくら年月を経たとはいえ架台の上で自然に傾くとは考えられないが……と、この斜めに傾いた錆びたトランスをぼんやり眺めながら、現実に起きた人生の暗転劇をいつのまにかまた想い返していた。

　脳出血起因で左半身不随に陥ったことは疑う余地も無いのだが、あまりにも突然に左手脚が利かなくなったので心底納得するには至らず、眠りから覚めるたびに何事も無かったかのように左手脚は動くのではないかとの思いに駆られる。そのたびに動くどころか感覚すら無いという厳然たる現実を突き付けられる朝が続いていたのだ。

　別売りカード挿入式のテレビがベッド傍のキャスター付き専用台の上に設置されてはいるが、いくら時間があっても暇潰しにテレビを観ようという気分にはなれなかった。脳出血を起こしたあの瞬間から現世とは異なる次元にたった一人で落ち込んだという疎外感が強く、それまで何の疑念も持たずに住んでいた世界とは絶縁された

9

のだと覚悟を決めるしか無かったのである。

「脳出血を起こすと何故手脚が麻痺するのか」のメカニズムについては当初は次のように考えた。すなわち、脳から手足に至る神経系の信号経路に突然絶縁膜が形成されて抵抗が極大化し、信号経路が塞がってしまったのではないか。ならば、何らかの拍子に「この絶縁膜が取れて信号経路が回復するかも知れない」と都合のよい非科学的な幻想すら抱きつつ、異常の無い方の右足裏をベッドのフットボード（足を伸ばした先にある仕切り板）に暇にまかせて擦り付けた。無論何事も起こらなかった。

　退院へ向けたリハビリが本格化するにつれ、非科学的な妄想は薄れ、現実と真正面から向き合う覚悟が次第に醸成されていった。

　勤務先の大阪府立大学は既に定年退職し、特別契約での特認教授のポストに就いていた時期に脳出血を発症したことでもあり、観念し易い境遇にはあった。いつまでも思い悩んで、挙句の果てには精神を病むに至るという最悪のシナリオに陥ることからは回避できそうである。とはいえ、退院後の生活のありようについては想い描くことができず、先の見通しがつかないという暗雲は払いようがなかった。夜半過ぎても、あの傾いた錆びたトランスの天蓋から雨水が滴る荒涼とした風景が脳裡から離れない。

第一章　暗中模索

　入院していた堺市の馬場記念病院からの退院予定が約1カ月後と知らされてから、退院後に自宅で生活するために必要なバリアフリー化など自宅のリフォームについても急ぎ検討を始めた。と言っても私は役には立てないので、専ら妻と長男・長女が相談して事を進めてくれた。退院後の住居の準備が間に合わない場合に備えて、病院の敷地内には本人と介護人たる家族が当面居住可能な施設が併設されてはいたが、自宅へ戻ることを当然視していたのでその利用は論外であった。

　自宅は厚木市の住宅街にあった。“よくて車椅子生活”と医師から言われていた私の情況から、車載・車椅子の利用を前提とした生活設計とすることを全員が念頭に置いてくれていた。しかしながら、具体的にそのために必要な車の駐車スペースを割り出してみると、これまでの車庫では狭過ぎる上に現有敷地ではそれを拡げる余裕も無いことが判明したのだ。加えて、身体障害者が使うことは全く考慮していなかった自宅のリフォームについても、玄関や居間をはじめトイレや二階へ続く階段など殆ど全ての部屋や設備について大幅な手直しが必要であり、設計・施工には少なくとも半年は掛かるのではないかと思われた。

　すると妻が大胆かつシンプルな提案を披露して皆を唖然とさせた。“厚木へ帰るのは諦めて伊豆高原へ移ろう”というのである。なんでも、10年ほど前の花見シーズンに訪れた伊豆高原の桜並木が素晴らしく、“こんな所に住めたらいいなぁ”と別世界で縁が無さそうな桜花爛漫の眩しい光景が瞼に焼き付いていたのだとの由。厚木の自宅を諦めるということは、特に妻にとってはそこで培ってきた友人知人や趣味をはじめとする全てのネットワークや環境を捨てるということを意味している。突然身体障害者となった私の介

護を最優先としつつも、気持ちの支えとして"桜に惹かれての移住"というロマン漂わせた悲壮な決断に誰一人逆らう気持ちにはなれず、皆で同調したのである。

　そうと決まれば事は急ピッチで進められる。早速長男がインターネットで伊豆高原限定での物件探しを開始し、僅か数日で妻のイメージに合いそうな数件を候補として絞り込んだ。あとは現地視察である。勤務との調整を計らいつつ長男と妻が何回か現地で落ち合って相談を重ね、最終候補を選んでくれた。最後は関係業者等との事務手続きであるが、これについても全て妻と長男・長女が仕切ってくれた。おかげで、後日知人には"ウルトラＣをやってのけた"とも称されたが、年の瀬が迫る12月27日の退院と同時に終の住処と定めた伊豆高原の地へ転居したのである。

【Ⅰ】自宅で取り敢えずのリハビリ

①杖を使った階段の昇降練習

　新天地たる伊豆高原の自宅内には二階へと続く木製階段があり、その右側壁に沿って手摺が設けられている。入院していた堺市の馬場記念病院からの退院直前に、理学療法士の計らいで4～5段の踏み板を有する模擬階段を用いて手摺を使わず杖だけで昇り降りする手ほどきを1時間ほど受けていた。無論左脚に装具は装着していたので、降りの際に1段下の踏み板に左足を下ろしてもさほどの恐怖感は無かったが、なにしろ接地の感覚が皆無だったので、左足に体重を掛けたり、杖を突いたりする場所とそのタイミングの取り方には難渋した。

　妻の見守りの下、取り敢えずこの階段の昇降練習を毎日30分、

第一章　暗中模索

　１週間ほど続けてみたが、万一私がバランスを崩して傍の妻に倒れ掛かったら、妻は支え切れずに一緒に転落する危険があり、そのまま練習を続けるのは賢明に非ずと判断して早々にこの練習は中止とした。何よりも、二階へ行く用事を作らなければ、当面は危険を冒して階段を昇降する必要は無いと考えてのことでもある。

②左腕・手の吊り上げ運動

　前腕部は肘でL字型に屈曲し、先端の拳は臍の辺りに常時くっついたまま離れない状態が続いていた。これを改善すべく、車椅子に座ったまま妻に左腕を掴んで引き上げてもらう練習をしてみたが、左肩〜左腕は拘縮していて殆ど動かず、痛みが走るのみならず妻には大きな負担がかかることも判明した。そこでこの練習を止め、インターネット通販で「リハビリ用滑車式腕吊り器」を取り寄せてみた。

　これはフックのすぐ下に滑車を取り付け、滑車にはナイロン製ロープが通せる構造になっていた。このフックを半開きドアの上端（上桟）に引っ掛けて使う方式であり、ロープの片方に左手首を縛って軽く固定し、残る片方には右手のグリップを取り付けるようになっていた。このグリップを右手で掴んでロープを引き下げると反動で左手首が引き上げられる仕組みになっていたのである。早速試してみると、確かに左手首は肩の高さ辺りまでは引き上げられたが、右腕・手には予想外の力を要した。ともあれ、私の介護で何かにつけて苦労を掛けている妻の負担増を回避しつつ自力で腕を動かす練習は一応可能となったのだ。そこでこの腕吊り上げ運動を毎日約15分、１カ月ほど続けてみた。

　その結果、毎日となればこの腕吊り器の準備と後片付けは予想外

13

に煩雑であって妻にはその分の負担が増えた割には左腕・手の動き
に改善の兆しすら感じられなかった。1カ月程度の練習でさほどの
改善効果が顕れなかったとしても、理に適う練習と確信できれば続
行は可能であったろうが、確信に至る根拠は見出せず、かつ当面の
第一優先課題は歩行に係わるリハビリと考えていたこともあって、
この練習続行の気力は早々に失せた。

【II】電子鍼で接触感覚の改善を

　入院していた馬場記念病院においても、腰部や左手脚の接触感覚
を取り戻すためのリハビリにおいては個人的に電子鍼[*2]を用いてい
た。新天地たる伊豆高原に移住後利用し始めた通所リハビリ施設に
おいてもリハビリに東洋医学を活用する土壌は皆無であったので、
改めて個人的に電子鍼による電磁パルスを刺激法として用いること
にしたのだ。

　これまで使っていたものは性能が劣化したので新規に管洸精器
の「スーパーハリボーイ[*2]」を入手した。これはハンマーの原理で
圧電素子を叩くことにより高電圧の静電気を発生させる仕組みであ

---

　*2：電子鍼／スーパーハリボーイ⇒圧電素子をハンマーの原理で叩くこと
　　　により高電圧の静電気を発生させる手の平サイズの電子機器。管洸
　　　精器㈱製の電子鍼「スーパーハリボーイ（商品名）」の場合には約
　　　17,000Vの高圧静電気からの電磁パルスを極短時間（ms以下か）接触
　　　部位に印加するが、流れる電流は数μ〜8μAと極微であり、その部位
　　　へ強烈な刺激は与えるものの皮膚を炎症させるなどの副作用は全く無
　　　い。

り、約 17,000 V の高圧静電気からの電磁パルスを極短時間（ms*3 以下か）接触部位に印加するもので、流れる電流は数 μ〜8 μA*4 と極微であり、その部位へ強烈な刺激は与えるものの皮膚を炎症させるなどの副作用は全く無い。

　医学的な検証を行なってはいないものの、馬場記念病院入院中での電子鍼の個人的な使用により、腰部の感覚がかなり回復し、左尻の接地感覚も相当に回復した結果、車椅子に連続して数時間安定して座れるようにもなった使用実績がある。

　新天地たる伊豆高原の自宅においてもこの手法を強化して継続することにした。具体的には左手の全五指および左足の全五趾各爪の付け根の両側にこの電磁パルスを一カ所につき２発ずつ、毎朝夕の２回印加することにしたのである。

【Ⅲ】腰痛二題

①ベッド上仰向き姿勢での両爪先揃い上げ

　通所リハビリ施設での足腰強化運動をヒントにして、自宅ベッドを使って十分な時間を掛けて運動量を増やせば効果的な足腰の強化が図れるのではないかと考え、ベッド上仰向き姿勢で揃えた両足を爪先から引き上げる運動を15分間ほど実施してみた。特に伸ばした右脚の裏側の筋がピンと引っ張られる感じが続いた。左脚には依然として感覚は無かった。

　この運動中に痛みが発生することは無かったので、つい運動量過

＊３：ms＝10^{-3}s、ミリ・秒の数学表記で1000分の１秒。

＊４：μA＝10^{-6}A、マイクロ・アンペアの数学表記で100万分の１アンペア。

多になった可能性はあるが、翌朝とんでもない事態が待ち受けていた。酷い腰痛であった。しかも、すぐにはそれと思い当たる原因に憶えが無かった。消去法で原因を追究した結果、前日の爪先上げ運動が原因と判明するまでには時間を要した。その腰痛は尋常ではなく、ギックリ腰に匹敵するほど強烈であって歩行困難となったのである。「ベッド上仰向き姿勢での、揃えた両足を爪先から引き上げる運動」は腰椎にとんでもない過負荷を掛けていたようである。二度とこの運動はしないことはもとより、ベッド上で運動する場合には必ず両膝を立てるか曲げたりして、腰椎に負荷が直結しないように工夫すべきであることを強烈に学んだ次第である。

②手押し車あひるカタカタ

　夏が来て、文字通り猫の額ほどの裏庭の芝が雑然と伸びてきた。その芝刈りに際して、ふと幼児の玩具「手押し車あひるカタカタ」を想起した。言うまでもなく、この玩具はヨチヨチ歩きを始めた幼児が「木彫りのアヒルが鳴らすカタカタという音とアヒルが上下する様子に釣られて」楽しみながら歩行力を向上させるという一石二鳥を狙ったものである。これから手押し車式の芝刈り機の導入を思い付いたのだ。インターネット通販で入手して、ある晴れた日に試用してみた。自力では立ち上がって歩くことはできないものの、手押し車式の芝刈り機に掴まり立ちして前方へ倒すようにして押しながら歩を進めると、芝刈り機の刃が回転して芝を刈る仕組みである。芝を刈りながら歩行力の向上も図れる一石二鳥を期待したのだ。ほぼイメージ通りの稼動に気を良くして30分間ほどこの作業を続けた。ところが、翌朝予想外の腰痛となり歩行困難に陥ってしまったのである。腰椎に無理な大きな力が掛かってこれを痛めたよ

第一章　暗中模索

うだ。即中止したことは言うまでもない。

【Ⅳ】電動・車椅子の試作・導入で陰鬱の霧を払拭

　新天地の伊豆高原でアタフタと２カ月ほどが過ぎた。この頃になると発症前までの世界とは異なる車椅子頼りの生活にも多少慣れ始めて窓から周りを見渡すと、そこは予想以上の坂道環境の中にあり、玄関から外へは一歩も出られなかった。そのまま閉じこもっていてはかつての世界との落差ばかりに気持ちが向き、地域とも交流が生まれないので溶け込めず、陰鬱の霧が日増しに濃くなってゆくばかりであった。

　この難問解決のため、電動・車椅子の導入を考えたものの、かなりキツイ坂道にも対応できる候補はなかなか見つからなった。そこで、自分専用の仕様にての電動・車椅子の試作を決意したのである。

　妻がたまたまテレビ番組で電動・車椅子を手造りしている人物の存在を知り、八方手を尽くしてその人物が井上和夫[*5]氏であることを探り出してコンタクトを開始した。

　入手した事業内容紹介パンフレットの冒頭に、開発を志した直接の動機は「筋ジストロフィーという難病に罹った親友の移動を応援したいとの想い」であり、「車椅子に対する視点を従来の造る側から使う側に変えて」取り組みを開始し、やがて「やさしさとうれし

＊５：井上和夫⇒当時（2010年）：川崎市多摩区㈱メックデザイン吉田いす事業部代表取締役、現在（2017年）：東京都練馬区㈱メックデザイン吉田いす代表取締役。

さのあいだにあるデザイン」という開発哲学に到達したことが記されていた。感銘を受けた。探し求めていた人物に辿り着けたと確信した一文であった。

　何回かのメール交換を経て相互に信頼のおける人物だと分かった後はスムーズに話が進み、約１カ月後には待望の電動・車椅子（型式名：二駆コブラ*6）が完成して届けられた。この二駆コブラは斜度15度の急坂も登れる前二輪独立駆動方式で、一度の充電での走行距離は平坦部で30km、最高時速６km/hという優れモノであり、近隣であれば何処でもほぼ自由に訪ねることが可能となった。

　二駆コブラのお陰で、本人確認のため本人との面談が必須ということで遅れていた堺市から伊東市への転居に伴う各種公的手続きも一挙に済ませ、身体障害者手帳（１級）の交付も受けることができた。近隣住民へ「初めまして」の挨拶も可能となり、遅ればせながら元の次元の世界に戻れる足掛かりを得たと確信でき、陰鬱の霧が晴れていくのが感じられた。

＊6：二駆コブラ⇒㈱メックデザイン吉田いす製、前二輪独立駆動方式電
　　動・車椅子、登坂斜度：15度、一度の充電での走行距離：平坦部で
　　30km、最高時速：６km/h。

第一章　暗中模索

リハビリ雑感②　虫歯が遂に"年貢の納め時"に

（2012年3月）

　暖かいというイメージがある伊豆高原ですら、この冬は26年ぶりの寒さとの由にて殊更に寒さが感じられる日々が続いたが、やっと春が来た。「春の来ない冬は無い」を実感してホッと一息吐いているが、この「一息吐く」にはもう一つの訳があった。

　脳出血を起こした2009年10月4日は日曜日であったが、その僅か二日前の金曜日に、私は開設されて日の浅い歯科医院を初めて訪ねていた。その歯科医院は大阪府立大学旧先端科学研究所（先端研）北門を出て国道310号線を渡ってから東方向へ約30m進んだ所にあるフジタビル一階の小安歯科である。

　実は2000年9月にミュンヘンで開催の "SEMICON EUROPA 2000" での講演を約1週間後に控えていた頃に、右下奥歯に虫歯によるとみられる痛みが走り始めた。このドイツ出張中に痛みが本格化してはヤバイと思い、大阪府立大学の白鷺門から南海電車白鷺駅へ向かって歩くこと5分ほどの高圧送電線用鉄塔の傍にあった梅谷歯科医院へ駆け込んだ。事情を説明して10日間程度は痛みが本格化しない程度の応急措置を施してもらった。帰国後ちゃんと治療してもらったと記憶しているが、その他の歯についても治療を勧められたものの、つい億劫になってそのまま放置していたのだ。

　以来時々気にはなりながらも、治療時の歯の痛みを思い出す度に、歯科医院のハードルが高くなり、そうこうしている間にも時は流れていつしか2009年9月になっていた。翌年3月末の大学から

19

の完全撤退の準備を始めていたが、虫歯治療についてもこの際ケリを付けようと考え始めた矢先にこの小安歯科の看板を見付けたのである。当時、大阪府立大学宅舎（教職員住宅）～先端研の通勤には自転車を使っており、構内への出入りとしては先端研北門ではなく、農学部の水田傍に出る脇道を使っていたので、この看板を見付けたのは国道310号線を走る南海バスの中からのたまたまであった。

　看板の新設からは数カ月くらいは経っていたかも知れないものの、2009年10月2日㈮の夕刻、帰宅の途中で意を決して小安歯科へ立ち寄ったのであるが、それが最初で最後になろうとは夢にも想わなかった。

　この年の暮れと新年は新天地となった伊豆高原で慌しく過ごした。脳出血再発の当面の危機が薄らぐにつれ、車椅子から自力では一歩も離れられない身体情況下での次の気掛かりは、結局未治療となった虫歯痛が本格化したらどうしようかということであった。まさか救急車を呼ぶというわけにもゆくまいし、さりとてタクシーで乗り付けたとしても……とあれやこれやと思い悩んでみても堂々巡りであった。

　自力と妻の介助だけでは坂だらけの周辺の道を手動の車椅子で移動することは到底不可能であったのだ。この状況を打破したいとの思いも電動の強力な車椅子（二駆コブラ*6）の試作発注に繋がった動機の一つになった。

　2010年3月20日過ぎには念願の二駆コブラが完成して届けられ、やっと現実社会への復帰の足掛かりが得られた次第である。

　幸い、歯痛の前兆は歯磨きペーストの選択で何とか凌げたので、その後も歯科医院通いは延び延びになっていた。やがて2011年も

第一章　暗中模索

師走に入った頃、歯痛は本格化の兆しとなった。それでも、年の瀬の歯科医院通いは避けたく思い"春までゴマカシが利かないか……"と、都合のいいことを考えていた矢先に"これはヤバイ"と思われるほどの歯痛が襲ってきた。

遂に"年貢の納め時"が来たと観念した。自業自得とはいえ、既に歯科医院も年末年始の休みに入っていたので、痛みをグッと我慢して年明けをただひたすら待つしかなかった。この間の歯痛は、年末年始の祝い酒の雰囲気などを吹き飛ばし、ふと何処かで読んだ本の中で「中世のチェコ皇帝が生前歯痛に悩まされていたという記録が遺体の歯の解剖によって裏付けられた」という一節を想い出した。一国に君臨した皇帝といえども、歯痛からは逃れられなかったのか……との想いが過った。やっとの思いで年明け早々に歯科医院へ直行したのは言うまでもないが、幸いにして二駆コブラの次のステップとして入手していた軽自動車（三菱 Town Box）が早速活躍してくれた。治療により歯痛が一応治まった際には、やっと人心地がついたものだ。

ちなみに、これを契機に歯科医の勧める全ての歯の治療を完了するのに約３カ月を要して、このほど歯科医院通いを終了した次第である。「通所リハビリ」通いも正常化し、施設へ向かう途中にある「伊豆スカイライン」入り口からは高嶺に冠雪の見事な富士山（約60km 先）が遠望された。

第二章 | 機能回復へのスイッチ

リハビリ雑感③　身体障害者標識

(2012年6月)

　国道135号線は、神奈川県小田原市から JR 東海道線の真鶴〜熱海〜(JR 伊東線) 伊東〜(伊豆急行線) 下田に至るまでの線路とほぼ並走する形で伊豆半島の東海岸沿いを南下する全長95km の一般国道で、1965年に制定されて以来今日も伊豆半島東海岸唯一の大動脈である。このため、春〜秋にかけての観光シーズン中で、「河津桜まつり」等の名の知れたイベントや土日祝には慢性的な大渋滞が発生し、地元民にとっては通り抜けすらままならず悩みのタネとなっている。局所的にはウラ道やワキ道もあるにはあるが、それだけで10km を超える連続走行は至難であり、「よそ者」はやはり国道135号線に頼らざるを得ないのだ。賢明策はイベント開催日や土日祝を回避するに限る。

　さて、この地に移住以来約2年半が経過してもはや「よそ者」ではなくなった私も、近隣へのショッピング等でこの国道135号線を多少なりとも使う場合にはイベント開催日や土日祝を避けることにしている。走行中に何らかのトラブルに巻き込まれでもすると、私の身体情況ではすぐに対処することはできないので渋滞回避は外出時の鉄則なのである。

　去る5月14日㈪は春の陽光に包まれた絶好の天気になったの

で、給油に出掛けた。自宅から約1km圏内に2つのガソリンスタンドがこの国道135号線沿いにあるが、直近のは自宅傍の県道112号線が国道135号線と交わる中大見口交差点から熱海方面へ約300mの距離にある。しかしながら、生憎とそこはセルフにつき私には利用できない。助手席には妻が要介助の場合に備えて常に添乗してくれてはいるが、運転免許とは無縁で機械操作は苦手としているので、セルフの給油機に対応させるわけにはいかないのだ。車に関しては"何もしなくていい"というのが添乗の条件なのである。そこでこのセルフから約500m熱海方面へ向かった所にある普通のガソリンスタンドへ向かうことにした。

マイカーとしている三菱Town Box（650cc）は昨年11月に納入されたのであるが、以来6カ月間一度も給油したことは無かった。燃料タンクの容量が約40リットルと軽にしては大きい上に、冬場で外出を敬遠したことに加えて実質的には近距離専用としており、走行距離が一日に50kmを超えたことも無い。しかも、以前に乗っていた普通車より燃費は遥かに良いので、いくら乗っても残燃料を殆ど気にすることは無かったのである。

とはいえ、さすがに無制限に乗れるわけはないので、5月に入ってからマニュアルを見ながら給油のシミュレーションを何度か実施してみた。

即ち、運転席外側で座席の高さにある燃料タンクの外蓋を開くレバーを、右膝に近接した運転席前方の位置で確認して右手で引っ張って開ける動作を憶えた後、実車して妻の介助を得ながら確認してみたのである。

当日午後2時過ぎに自宅を下って約100m先の県道112号線に乗り、そのまま更に約500m下って中大見口交差点で国道135号線に

合流し、熱海方面へ約800ｍでコスモ石油系列のＪ給油所に到着した。

　給油のためガソリンスタンドに入るのは実に２年８カ月ぶりであった。また１つ、元の世界を取り戻せた感があった。給油スタッフの合図に従って車を所定の位置に停車させた。エンジンだけ切ってパワー・ウィンドウ用の電力供給は可能な“Acc”位置でエンジン・キーの回転を止め、給油作業の安全を確保してから、運転席側のスライド式窓ガラスを完全に下げて開き、上着の左胸ポケットからクレジット・カードを取り出してスタッフに渡しながら“満タンで御願いします”と告げた。ここまでは２年８カ月前と全く同じで、念の為のシミュレーションどおりであった。ほどなくして給油が終わり“バチン”という燃料タンク外蓋を閉める音がして間もなくスタッフが運転席に近寄ってきて“ありがとうございました、34リットル入りました”と言いながら伝票とボールペンを挟んだ伝票挟みを一瞬のためらいの後、運転席の窓越しに手渡してくれた。明らかに、左手が使えない身体障害者との対応に不慣れで、一瞬の戸惑いがスタッフの顔に走った。私は自然な調子で“大丈夫ですよ”と言いながら右腕を伸ばして伝票挟みを受け取り、臍の辺りの腹の位置で左手拳を押し付けて半固定し、伝票挟みからボールペンを右手で抜き取って握り、次に右手で伝票挟みをハンドルの手前部分の握り手の上に載せてから左手拳で軽く押さえたまま署名して返した。スタッフの顔に安堵の色が浮かんだ。勿論、これら一連の動作も全てほぼシミュレーションどおりであって、何事においても以前のようにぶっつけ本番では臨めないものの、少なくともシミュレーションができる脳の機能が残されたことと、「100万分の１ずつ」の如き極微たる進捗ながら、左手の運動機能が回復しつつある

第二章　機能回復へのスイッチ

ことにも感謝の念が湧く。この給油所には３名のスタッフがいてテキパキと働いていたが、予想どおり身体障害者標識（四つ葉マーク）に接したのは初めてか少なくとも馴染みは薄かったとみられ、給油中に車の後部と前部に貼ってある身体障害者標識を指差しながら仲間と何やら話をしている様子がルームミラーに映っていた。

　ちなみに、免許更新時の講習会で交通安全協会から配布された道路交通法の教則本によると、身体障害者標識は『普通自動車を運転することができる免許を受けた人で、肢体不自由であることを理由に当該免許に条件が付されている人が運転中であることを示しており、他の運転者は危険防止のため止むを得ない場合を除き、進行している当該車両に対して「側方に幅寄せ」や「割り込み」をした場合には、道路交通法違反になります』とある。2001年に法制化されたものながら、大変ポピュラーな「車椅子マーク」（法的拘束力は無い）ほどには一般に知られていないのが実情である。車椅子マークについては欧米に比べて社会進出が遅れていた日本でも、最近ではかなり見慣れた風景になってきたが、身体障害者標識については未だこれからのようだ。一人でも多くの身体障害者が、大いなる文明の利器たる自動車運転の恩恵を受けられるよう願って止まない。

【Ⅰ】装具外し

　馬場記念病院回復期リハビリ病棟でのリハビリ開始以来、ベッドから離れる際の必需品として装着している左脚の「装具」について考えてみた。この装具は足首をギプスもどきに固定して前後左右への回転を阻止し、左脚に体重をかけた際の安定性を確保する脱着式補助器具であり、専門業者が私の足形を石膏で写して成形加工したプラスチック製品である。

　その構造上、装着すると踝（くるぶし）及び足裏全域の感覚機能の回復を阻害もしており、言わば「諸刃の剣（もろは）」である。立ち居における当座の安全確保の観点からは重要な機能を果たしてくれる有り難い（ありがた）存在ではあるが、常時装着していると鬱陶しい（うっとう）ので立ち居の際にだけ装着するとしても、一日に少なくとも10回程度は着脱を繰り返す勘定になり、かなりの煩雑感は否めない。伊豆高原に移り住んでから利用を始めたJA共済中伊豆リハビリテーションセンター「通所リハビリ施設『やすらぎ』」には私と同様に脳出血で半身不随になった利用者も散見されるが、その身体障害者歴は5〜10年に及ぶとの由。中には油断から装具無しで歩いた途端に引っ繰り返ったとかで、一生装具は外せないと諦めた（あきら）と語る利用者もいる。外科的な骨折等とは異なり、固定して自然の治癒（ちゆ）を待つという手法は脳血管障害からのリハビリにはあり得ないということを再認識させられた。

　一方、「やすらぎ」でのリハビリにおいては装具を外すことが話題になったことは無く、安全確保の観点からも装具を外すのは論外との雰囲気であった。ならば自己責任で外すしか方法は無いと悟ったのだ。幸いにして「やすらぎ」通いは週2日であり、残る5日間は自由である。そこで、自宅の二階へと続く階段と手摺（てすり）を使って、

第二章　機能回復へのスイッチ

装具外しの訓練を密かにゆっくりと開始したのだ。

具体的には、

(1)　装具を装着して車椅子に乗った状態で階段に近付き、

(2)　初段右壁際の手摺に右手を一杯に伸ばしてやっと掴まれる位置で車椅子両輪のブレーキをロックし、

(3)　装具を外し、足裏感覚向上のため両足とも素足になり、右手で手摺を掴んで支えとして車椅子から立ち上がり、

(4)　身体を階段と正対させながら初段から約50cm手前の位置で両足を10cmほどの間隔に開いて立つ。

(5)　この時、体重の大半は右脚に掛かっているので、安全確保のため改めて手摺を掴んでいる右手に力を込めておき、感覚を探りながら体重をゆっくりと少しずつ左脚へ移してから体重を元の右脚へ戻す。この繰り返しで左脚への体重移動の感覚を掴み、装具の装着無しでの立ち居と初歩的な歩行の実現を目指した。

①開始時の情況

　左膝が左右にぐらついてなかなか定まらず、左足に体重が移る感覚は無い。そこで、右足に掛かっていた体重負荷が軽くなった分が左足に移ったと解釈しながらの訓練を一日30分、殆ど毎日約3カ月間は続けることにした。

②開始後1週間の情況

　左膝のぐらうきは相変わらずで、左足に体重が移る感覚も未だ無い。右足の体重負荷が軽くなった分が左足に移ったとの解釈に少し

27

慣^なれた程度。

③開始後１カ月の情況

　左膝のぐらうきは僅^{わず}かに少なくなった程度で、未だ左足に体重が移る感覚は弱し。

④開始後３カ月の情況

　左膝のぐらうきは少し改善された感ありて、左足に体重が移る感覚もかなり掴^{つか}めるようになった。そこで、立ち居やベッド〜車椅子移乗時の装具装着を止め、部屋内での杖使用歩行の際にも装具を外しての歩行訓練をゆるりと開始した。

　この訓練を１カ月ほど続けて慣^なれてきたところで、装具無しでの杖歩行を室内だけでなく屋外へも拡げて日常化の第一歩を踏み出した。以来、再び装具を装着することは無く、装具外しに成功したのである。

第二章　機能回復へのスイッチ

リハビリ雑感④　干しイカ噛み噛みからリハビリの新理論!?

（2013年3月）

①左半身不随を引き起こしたメカニズム

　脳出血を起こした結果、左半身不随となったメカニズムに関しては何とも納得できなかった。「血管が切れた結果脳内圧が上昇し、脳細胞を圧迫して脳機能を部分的に喪失せしめる」というのが学説のようだが、私は血管が切れたと思われる瞬間に左耳で"ビシッ！"という鞭が切れたような音を聞くと同時に、首筋の左側から左肩を突っ切って胸の中央部でV字形に反転したのち右肩付近にまで達する電撃波が突き抜けたのを感じている[7]。学説ではこの説明がつかないのだ。

　最近になって、私は次のように解釈している。即ち、「脳内で直径0.15mmの血管が切れた（医師の診断）途端に、そこから高圧の血液が極めて細いビームとなって発射され、付近にあった柔らかい脳細胞を瞬時にしてズタズタに切り刻んで破壊した。この破壊の瞬間を、残された脳機能が破壊音と電撃波の襲来として感知したのではないか。この瞬間から十数時間後に猛烈な頭痛が始まったのは、切れた血管から噴出した血液によって脳内圧が徐々に上昇して脳細胞を圧迫し始めた結果であろう」。この解釈は以後私の身体に起き

───────────────

＊7：脳出血直後に電撃波⇒参考文献：泉勝俊（2012）『この一瞬、次の一瞬が命懸け』星湖舎　9頁。

た諸々の事象を矛盾無く説明できるのである。

　次に、改めて身体の動きとそれを実現させている脳からの制御信号とのやり取りの関係をモデル化して考えてみた。

　そもそも、身体の可動部を曲げたり伸ばしたり回転させたりする場合には、脳からの制御信号により対象となる可動部の靭帯や筋肉を伸縮させてそれらの動作を実現させている筈である。しかしながら、いちいち特定の靭帯や筋肉に対して伸縮の指令が出されているとは考えられない。

　例えば、私が広げた右手の平にゴルフボールを載せて、これを握り締めようとしている場面を想定してみよう。この時、右手の親指から小指に至る5本の指は一斉に内側に曲げられるが、私はこれらの指のそれぞれに制御信号を発してはいない。いわんや、個々の指の手の平側の靭帯を引っ張ると同時に手の甲側の靭帯を弛緩させるなどという詳細な指令を発してもいない。

　では何故これらの五指は曲がるのであろうか。もとより自然に曲がるなどということはあり得ない。ただ私は、右手の平上のゴルフボールを握り締めようとの決断は下した。

　即ち、私の脳は右手の平上に載ったゴルフボールをイメージし、これを握り締めた様子もイメージし、このイメージを実現させようとの決断は行なっているのだ。

　指を曲げるために靭帯を引っ張るという動作は信号が入れば引っ張り、信号が切れれば弛緩するという単純なオン―オフ動作と言えよう。言い換えればデジタル（Digital）信号処理に基づいている。一方、前述の握り締めた様子のイメージ創生はオン―オフ動作ではなく、アナログ（Analog）信号処理に基づいているのだ。

　即ち、脳はゴルフボールを握り締めるイメージを創生してアナロ

第二章　機能回復へのスイッチ

グ信号を発生させるが、それだけでは指は曲がらず、関係する靭帯の引っ張りか弛緩かがデジタル信号に変換処理されてはじめて稼動するのである。

　端的に言えば、脳でイメージすることによって発生したアナログ信号はデジタル信号に変換されて指の靭帯や筋肉に送られ、指を屈伸させていると考えられる。IC（Integrated Circuit：集積回路）用語で言えば、アナログ（A）── デジタル（D）変換回路が常に介在していることになる。

　私の左上下肢の運動機能麻痺は脳出血によってこのA-D変換回路が破壊されたためであろうとの結論に帰着したのだ。

　一方、最近になってこのA-D変換回路の破壊説だけでは全ての事象を説明し切れないことに気付いた。即ち、脳出血を起こした箇所は右脳内であるので、左脳内にあるA-D変換回路には全く損傷は発生しておらず、脳の交叉支配の原則[8]によって右半身の運動機能に異常は発生していない。そもそも全身の身体機能の中央司令塔は脳にただ１つだけあって、そこで思考と記憶というヒトとして最も枢要な機能群を統括していると考えられる。例えば前述のように右手の平に載せたゴルフボールを握り締めようとするとそのイメージからアナログ信号が創生される。これがA-D変換回路によりデジタル信号に一括変換されて関係五指に送られ、ゴルフボールを握り締める動作になると考えてきた。

　翻って考えるに、この例の場合には「左脳にA-D変換回路があって、かつこの関係五指を稼動させる場合にのみ変換機能を発揮

───────────────

＊8：脳の交叉支配の原則⇒参考文献：岩田誠（2000）『脳のしくみ』ナツメ
　　　社　74頁。

31

すれば十分」であって、中央司令塔内で全てのアナログ信号を一括してデジタル信号に変換する必要はない。言い換えれば、特定の稼動部位ごとに専用のA-D変換回路を含むルーチン（所定の仕事だけを行なう）回路が用意され内蔵されてさえいれば、必要に応じてこのルーチン回路を呼び出して作動させればよいのだ。

　端的に言えば、中央司令塔内で発生したアナログ信号は直ちに対象部位の専用のルーチン回路へ送られ、そこでA-D変換されたのちデジタル信号として機能し、対象部位を稼動させていることになる。このルーチン回路が破壊されればデジタル信号は発生せず、対象部位は動かせないのだ。

　ということは、対象部位のアナログ（A）──デジタル（D）変換回路を含むルーチン回路の再生こそがリハビリの真髄なのではあるまいか。

　他方これは、リハビリの範疇外ではあるが、原理的にはこのルーチン回路は半導体のICチップで実現できる可能性がある。このICチップ自体の実現は最近のLSI（Large-Scale Integration：大規模集積回路）工学からすれば十分に可能性はあるが、問題はこのICチップを体内に埋め込むか、或いはしかるべき脳波信号を体外で受信して処理したあと再び脳波信号として脳に戻すなどの方法にあろう。いずれにせよ、それを将来の脳医学とLSI工学との融合による生体医工学の進展に期待したいものだ。

　②あるべきリハビリ論

　さて現実的には、少なくとも私の場合のリハビリとは、この破壊された神経細胞が作っていた左上下肢のルーチン回路の再生を目指さねば意味は無いと考えられる。即ち、筋力アップを主体とした旧

第二章　機能回復へのスイッチ

来の整形外科的なリハビリではこの回路の再生などは望むべくもあるまい。

　問題は、どうやったら残りの神経細胞で、喪失したルーチン回路の再生が可能になるのかだ。それともう一つ、感覚が麻痺している部位の筋力トレーニングは「睡眠中に訓練する」ようなもので殆ど効果は無いであろうということだ。即ち、麻痺したままでは旧来型のリハビリをいくら続けても、効果は極めて限定的と考えられるのだ。感覚麻痺の改善こそがリハビリの最優先事項であるべきなのだ。ならばどうやったら、感覚麻痺を回復させる道に繋がるのか……。

　脳細胞の再生は不可能というのが医学上の常識とされている。但し、細胞自体の再生はともかくとして、残された脳神経細胞を使えば、破壊されたルーチン回路自体はある程度は再生できるのではないかと考えられるのだ。

　その後押しになっているのは次の事例である。

　銃による事故が絶えない米国で、かつて子供が自宅にあった銃の引き金を誤って引き、「弾丸が傍にいた兄弟の頭部を貫通した。辛うじて命は取り留めたものの、片方の脳は完全に破壊された。それから10年後、喪失した側の脳が担っていた機能の一部を残った側の脳が果たすようになり、脳医学者を驚かせた」というニュースがあった。

　このニュースを見聞した当時はそれ以上深く考えることは無かったが、改めて考えてみると、「残された側の脳神経細胞で、消失した側の脳が担っていた機能回路の一部が再生された」と考えるのが妥当であろう。具体的には、どうやったら機能回路の再生が始まるのかは難問ではあるが。

33

③干しイカ噛み噛みがもたらしたもの

　この難問に対して、私は幸運にも最近実に得難い体験をしたのである。去る年末年始に際し、妻がお菓子類を用意してくれた。そのお菓子類の中に、今回は殊のほか干し上がってカチカチ状態の少し火を通した状態のスルメイカがあったのだ。私はハサミで一口に丁度よいサイズに切っておいてから、暇に任せて口に運んだ。味は極上と言えるほど実に美味しいものの、なにせカチカチなので、奥歯で根気よくギシギシと噛み噛みしないと喉を通せない。普段の噛む回数の数十倍は普段に噛む力の数倍の力で噛み砕いたろうと思う。

　2日ほど経ってから、左顎に繋がる頬骨に痛みが走り始めた。物を噛まないと痛みは無いものの、何気なく大口で欠伸をしようものなら、ズキンとしたかなり強い痛みが走るのだ。痛い左頬の辺りを右手で触診してみても熱は無く、腫れあがってもいない。幸い普段の食事中には気になるほどの痛みは無かった。右頬には少し強く噛み過ぎたかと思うような疲れはあるものの、痛みは全く無かったのだ。

　当初は日常生活に支障が生じるほどの痛みでも無いのでさして気にはしなかったものの、1週間経ち10日が過ぎても麻痺の残る左頬骨の痛み具合は変わらず、却って痛みが強くなり始めるに及んで、初めて真面目に痛みの原因を顎を動かしながら分析してみた。その結果、痛み発生の原因は前述の干しスルメイカの噛み噛みによる過負荷以外には何も無いことが判明した。

　幸い痛みは緩和しつつある感触が出てきたのでもう少し様子をみようとしていて、ふと気が付くと、左頬全体の接触感覚が1カ月前に比べて格段に敏感になり、右頬と殆ど同じ程度になりつつあったのだ。

第二章　機能回復へのスイッチ

　この左頬は脳出血発症後から、あたかも歯の治療時に局部麻酔薬を注射されて接触感覚が鈍くなり、まるで紙１枚を挟んでその上から触っているような感覚に陥っていた。入院期間中は左唇周りの閉まりが緩く、時として唾液が垂れることすらあった。この症状は１年もすると緩和され、かつ、生活上の支障にはならなかったのであまり気にはしていなかったのだ。その接触感覚が突然完全回復してきたのである。そのキッカケは前述の「干しイカ噛み噛み」以外には無かった。何故このようなことが起こったのか。

④機能回路再生のスイッチ

　学説によると、ヒトの脳は成長しながら生後間もなくからの"動き廻り運動"によってスイッチが入ってあらゆる機能回路作りを始め、３歳児頃までには膨大な数の機能回路の原型がルーチン回路（決まりきった一定の仕事をする回路）として完成するようだ。この"成長しながら"ということが外界から刺激を受けて機能回路を進化させる上で重要であり、この時期に刺激を与えないと、機能回路は未成熟なままとなることがあるようだ。さらに、３歳児を過ぎて脳的には完成してしまった脳には自然に追加的な機能回路（ルーチン回路）が形成されることは無さそうなのだ。ならば、強制的にこの回路形成用のスイッチを入れることにより、ルーチン回路の再生が始まり、ひいては機能回復に繋がるのではないかと考えたのである。

　そのスイッチを入れる最高のヒントが左頬骨のトラブルとその回復によって示されているのではないかと考えた。

　即ち、機能不全に陥っている部位に強烈な擾乱を加えれば、機能不全で一応安定している状態を変えるキッカケになる可能性が生

35

まれるということだ。

但し、この強烈な攪乱には相当な痛みを伴うことは覚悟しておかねばなるまい。リハビリにおいては"無理のない範囲で"と言われるのが常套句であるが、強烈な攪乱を加えるのがここでの前提であるから、本気で機能回復用のリハビリに取り組もうとするなら、この「無理のない範囲で」からは大きく逸脱することになる。

脳出血で入院していた堺の病院でも伊豆高原移住後に利用を始めた通所リハビリ施設でも、脳出血起因で喪失した左半身の感覚機能を向上させるための治療ないしリハビリは対象外とばかりに話題にすらされなかった。感覚麻痺は運動機能麻痺に比べれば大したことは無いとの解釈からか、或いはそれを改善する手立ては無いとして業界でも諦められているからだろうか。

一方、私は「感覚の無い部位の運動機能改善を狙ったリハビリには殆ど効果は無いか、あっても極めて限定的ではないか」と考えている。それは睡眠中に手足を動かして筋肉を鍛えようとすることがナンセンスであることに通じるからである。言い換えれば、リハビリ対象の部位には脳からの指令信号を送り続け、意識を集中させておく必要があるのではないか。施設によっては東洋医学の鍼灸をリハビリとして導入しているとも聞くが、一般化はされていないのが現状のようである。東洋医学の真髄は疾病そのものを直接治すのではなく、ヒトが本来持っている自己治癒能力を引き出したり高めたりするものだと理解している。私の左半身の感覚麻痺に対しては西洋医学では手立てが無いのならば、東洋医学の智恵を借りてでも何とかしたいと考えるのは当然であろう。

36

第二章　機能回復へのスイッチ

　このリハビリ雑感④を踏まえて、次のように「【Ⅱ】感覚機能向上狙いの施策」、及び「【Ⅲ】本格的な歩行機能回復訓練」の構想を練った。

【Ⅱ】感覚機能向上狙いの施策

①前腕部〜下腿部への電磁パルス印加
〔内容〕

　素足になり、ベッド端に腰を下ろして左足裏を床に密着させた状態で、電子鍼を使って次の(ⅰ)〜(ⅳ)に各2発ずつの電磁パルスを印加する。

　　(ⅰ)　左足五趾各爪の付け根の両側
　　(ⅱ)　左足首と膝頭の周り
　　(ⅲ)　左手五指各爪の付け根の両側
　　(ⅳ)　左手首と肘の周り

②下腿部に意識を集中しての青竹踏み
〔内容〕

　素足になり、右手で縦棒に掴まって転倒を防止しながら、青竹踏み板上に左足裏の各部位（次の(ⅰ)〜(ⅲ)）を載せ、右足を単発的に浮かせて全体重を各部位に移乗させて踏みつける。

　　(ⅰ)　土踏まず部
　　(ⅱ)　踏み付け部
　　(ⅲ)　踵部

37

③足裏の引き摺り摩擦による活性化

〔内容〕

　素足になり、ベッド端に腰を下ろして左足裏を床に敷いたカーペット（表面がザラザラしたもの）に密着させた状態で左足をカーペット上で突き出し、その甲に右足の土踏まず部を載せてカーペットに押し付けたまま左足を手前へ引き摺る運動。

【Ⅲ】本格的な歩行機能回復訓練

　通常の歩行訓練は手摺を使っての１日100～200歩程度の歩行であった。これをもう３年も続けているが、歩行機能は殆ど進展していない。言うまでもなく、ここで言う歩行機能とは即左脚に直結した機能のことである。

　これまで前述の「回路再生のスイッチを入れる」ということは考えもしなかったが、この際その試行と検証を左脚の機能回復訓練に当て嵌めてみた。

　先ず、壁際の縦棒に右手で掴まって安全を確保した上で、歩行における脚の各部位の動きを観察・分析した。

　進行方向に向いて両足を揃えて立った姿勢を初期状態とし、左足からの歩行開始を想定する。

(1)　両足にほぼ均等に掛かっていた体重を右足踵部～土踏まず部外側～踏み付け部～母趾部へと移動させながら、

(2)　左足を大腿部で引き上げつつ下腿部を前方に蹴り出して左足踵部を接地させると同時に、

(3)　右足の母趾部を踏み切って、

第二章　機能回復へのスイッチ

(4)　接地させた左足踵部へ全体重を移しながら、左足裏における重心を踵部〜土踏まず部外側〜踏み付け部〜母趾部へと移動させ切ったところで、

(5)　右足を前方へ蹴り出し、右足踵部を接地させて全体重を移しながら、右足裏における重心を踵部〜土踏まず部外側〜踏み付け部〜母趾部へと移動させる。

　以上の(1)〜(5)の運足プロセスの繰り返しが前進歩行となるのであるが、このトレーニングを３年続けても見るべき進展が無いということは、これら(1)〜(5)の運足プロセスの何処かに問題がある筈と考えた。

　問題の箇所は次のとおりすぐに判明した。すなわち、当然のことながら右足が主体となる(1)と(3)及び(5)には全く問題は無い。(2)においては、左足を大腿部で引き上げる指令信号を発してから引き上げ動作に入るまでに少し時間的な遅れがあり、引き上げる力も弱い。加えて、下腿部の前方への蹴り出しにも指令信号を発してから蹴り出しに入るまでに少なからず時間的な遅れがある上に、イメージしたような蹴り出しができず、辛うじて前方へ足を運べる程度である。(4)においては、左足を接地させて体重を移乗させるのが精一杯で、足裏各部への重心の移動どころか各部位での接地感覚が殆ど無い。

　これらの情況を放置したまま、ただ漫然とリハビリを続けていても歩行機能の改善に繋がらなかったのは当然とも言えよう。

　前述したスイッチを入れるために先ず通常の10倍の過負荷を掛けてみることにし、縦棒に右手で掴まって転倒の危険を回避しつつ、30分間で1,000歩の歩行（その場で膝を高く上げて両足交互に

39

体重を移しながらの足踏み）を実施してみた。これにより、発症後初めて運動によって汗をかくほどの運動量になった。

　案の定というべきか、翌朝は左脹脛に激痛が走って歩くこともままならなかった。脳出血発症後は言うに及ばず、その前10年を回想してみても、膝の痛みはともかくとして、脹脛が痛くなったことは皆無であった。右脹脛に異常は生じなかった初日は1,000歩であったが、翌日は1,500歩、次の日は2,000歩まで増量してみた。

　幸い痛みは飽和したままで、日が経つに連れて緩和される方向であった。気をよくして1週間後には1日の歩数を3,000歩に上げてみた。気のせいもあって、歩行が随分楽になったような感触が出てきて更なる気力も湧いてきた。

　この3,000歩の歩行訓練を1カ月実施して左脹脛を触診してみると、明らかに入れた力に対して若干ながらも確実に反応があった。スイッチが入ったことを確信し、行く手に陽光が射した想いがした。

---

§痛みスケールの設定

　ところで、本格的な機能回復訓練においては痛みを伴うことが多い。「痛み」と言っても長さや重さのように物理学的なスケールは無いものの、リハビリ情況を再現する上では可能な限り数値化しておくことが肝要と考えられる。そこで、次のように痛みスケール[9]を設定した。

　真偽の程は不明だが、ヒトは命に危険がある程の痛みに際しては

＊9：痛みスケール⇒痛さの度合い、％表示の痛み指数。

脳は気絶することで対応するとの由。本来はこれを極限の痛み100とすべきであろうが、経験は無いし経験したくもないので、現実的な痛みの最高値は80とし、これを痛み指数80と表記、その他次のとおり定義して用いることにした。

①80：そっと触れるだけでも耐え切れない、到底動かせないほどの痛さ。
②75：何とか耐えられるが、痛みが走って繰り返しの運動は殆（ほとん）どできないほどの痛さ。
③70：何とか耐えながらその運動が継続できる程度の痛さ。
④65：痛みは走るが、さほど苦痛ではなく繰り返しの運動は十分に可能な程度の痛さ。
⑤60：痛みと言うほどではなく、殆（ほとん）ど気にならない程度の痛さ。

【Ⅲ-1】ベッド端を利用した訓練
〔内容〕
　ベッド端に腰を下ろし、左右の足を前向きに揃えて床に接地させた状態で両膝を立てて密着させ、そのまま右足は半固定とし、左膝だけ左側へ倒して引き起こして右膝に密着させる反復訓練。

【Ⅲ-2】左脚各部位別強化訓練
〔内容〕
　大腿部、膝関節、下腿部の脹脛（ふくらはぎ）、踝（くるぶし）、踵（かかと）、土踏まず部、踏み付け部、及び全五趾の各部位を個別にターゲットとした訓練開始に際し、装具外しの訓練でかなり使い慣（な）れた「階段とその壁際の手摺（てすり）」を使っての訓練メニューを考えてみた。ちなみに、特定の運動を繰

り返す場合の回数は、通常区切りのよい10がよく使われるが、ここでは通常の5割増しの15を基本値とし、それ以上の場合には100未満の場合はその2～6倍値、100以上はそのままの値を使用することにした。訓練に際しての意気込みを自らに知らしめるためでもある。

①大腿部の強化
〔内容〕
　素足で階段に正対して右手で階段右壁際の手摺に掴まり、両足を10cmほど離して立ち、腰を50％程度降ろす振動型スクワット*10の繰り返し。

②足首の回転機能の向上と踏み付け部の強化
〔内容〕
　右手で階段右壁際の手摺に掴まり、両足を10cmほど離して立ち、左足で爪先立ちするイメージで踏み付け部に体重を掛けながら伸び上がり、次いで左足の甲と踝部を押し下げるようにして左足踵を接地させる繰り返し運動。

③太股と脹脛の強化
〔内容〕
　階段の初段に右足から上がって左足を引き上げて揃え、次に右足から降りて左足も引き下ろして揃える繰り返し運動。続いて今度は

＊10：振動型スクワット⇒振動している如くに周期の短いスクワットのことで、尻が踵に接する最大深度のものを100％スクワットと定めた。

第二章　機能回復へのスイッチ

左足から上がっての同様の運動。

④左太股と左足踏み付け部の強化
〔内容〕

　右手で階段右壁際の手摺に掴まり、両足を階段に正対して立ち、左足に体重を移乗させながら右足を振り上げて階段の三段目にタッチして戻す反復運動。

⑤振動型50％スクワット[10]
〔内容〕

　階段の初段に上がって両爪先を揃えてから左母趾付け根をステップ先端の滑り止め溝ギリギリに置き、左母趾に体重を載せての振動型50％スクワット。

リハビリ雑感⑤　自転車エルゴメーター

（2013年10月）

　去る7月初め、通所リハビリ施設のスタッフから“エルゴメーター*11 をやってみませんか?”と訓練室の片隅に鎮座している自転車漕ぎ機を指差しながら誘われた。日頃あまり使われてもおらず、いわゆる自転車漕ぎ機がリハビリ業界ではエルゴメーターと呼ばれることも初めて知った次第である。

①初挑戦で知った股関節の錆び付き

　左手足が殆ど利かない状態で自転車エルゴメーターに乗ること自体、未だ自力ではできないので乗り降りにはスタッフの介助を要する。先ず車体の左側に立ち、サドル越しに右手を伸ばして右ハンドルを握っておいてから、右足を引き上げて自転車のフレームに相当する部分（ギア・クランクのカバー部とハンドルの支柱とを繋ぐフレーム）越しに右ペダルに載せるのであるが、この時左足は車体から半歩ほど外側に離れた位置に接地したままなので、左脚はやや傾

＊11：エルゴメーター（Ergometer)⇒もともと運動負荷時の心肺機能や体力測定を行なう装置のことであり、具体的には運動中のヒトの脈拍数の変化や消費カロリーないしは心電図を測定する装置一般の総称であったものが、リハビリ用の自転車エルゴメーターや測定系を簡略化したフィットネス用の運動負荷装置としてのエアロバイク（エアロビクス用自転車）として普及するに至っている。

第二章　機能回復へのスイッチ

斜した体勢になっている。右足を引き上げる際にはこの傾いた状態の左脚にほぼ全体重を載せることになるのだが、これは予想外だった。左足に全体重を載せることは日々の訓練で何とか可能になった筈であったが、身体の中心軸から左足を半歩外側へ踏み出してやや傾いた体勢で全体重を載せて保持したことは無かったのである。縦棒に掴まっての足踏み訓練時の左脚は真っ直ぐに立っているのだ。当然の帰結として、右足を引き上げてフレーム越しに右のペダルに載せるのには難渋した。傾いた左脚だけでは十分には身体を支え切れないのだ。難渋の末にやっと右足を引き上げてフレームを越し、一旦右ペダル付近の床に着地させ、体勢を整えてから右手で右ハンドルを握り直し、右ペダル・カバーに右足靴の爪先を入れるようにして載せた。続いて、右手で掴んでいる右ハンドルと右足ペダルを支点にして身体全体を浮かせてサドルに尻を載せたのである。難渋しながら、どういう追加的な訓練が必要かも思い描いた。

　次にグー・パー動作が未だできない左手を右手で介助しながら左ハンドルに導き、しっかり掴まらせる。最後に左足靴の爪先を右と同様に左ペダル・カバーに入れるようにして載せるのであるが、左足は未だ自力では制御不能で、かつこの体勢では右手右足での介助もできないので、リハビリ・スタッフの手を借りることになった。

　最後に計測用端子クリップを左耳たぶに挟んでいざ自転車漕ぎとなるのであるが、ここで思い掛けない事態に直面した。即ち、左ペダルを踏み込んで回転させるということは大腿骨をその支点となっている股関節で回転させるということなのだが、その回転がギクシャク状態で、つっかえてしまいペダルが円滑には廻らなかったのだ。

　この自転車エルゴメーターのペダルは半固定式で乗馬用の鐙に似

45

ているので、右足でのペダルの踏み込みによる回転で左足も引き摺られてギア・クランクの周りで回転するものとばかり思っていた。ところが、少なくとも発症以来3年半もの間、左脚の股関節での回転機構は全く働かせていなかったので、まさに錆び付いて回転しなくなっていたのだ。考えてみれば当然のことで迂闊であった。この回転機能を復活させるべく、大腿骨を股関節で回転させるイメージを描いて、"ガクン・ガクン"とつっかえ・つっかえしながらも挑戦を続けてはみたが、そう簡単に問題は解決しそうになかった。自転車エルゴメーターでの訓練以前に自宅でそのシミュレーターを試作して訓練する必要性を痛感し、その試作の構想を練りながら初挑戦を終えたのである。

②自転車漕ぎシミュレーターの試作・導入

通所リハビリに出掛けない日に、自宅部屋内のL字型手摺(てすり)にトラックの荷台用ゴムバンドを取り付けた。そのゴムバンドの先に鐙(あぶみ)もどきの革バンドを吊り下げれば自転車漕ぎシミュレーターの完成である(写真2)。床から革バンド製鐙(あぶみ)までの高さは約20cm、床からL字型手摺(てすり)の横棒上面までの高さは約75cmにそれぞれ調節した。

早速右手でL字型手摺(てすり)の縦棒(つか)に掴まり、左足を約20cm引き上げてこの鐙(あぶみ)に引っ掛け、左大腿骨を股関節で回転させるイメージで左足を少し前方へ踏み込んで動きを試してみた。イメージどおりに回転していることが確認できた。この訓練を積めば、自転車エル

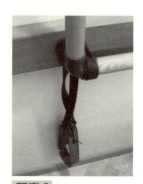

写真2
試作した自転車漕ぎシミュレーター

ゴメーターを使った脚の運動は可能になりそうである。

　気を良くして１セットを500回とし、初めの数日間は様子見のため２～３セットで試してみた。左股関節での左大腿骨の回転が次第に円滑になり、違和感も薄れていく感触であったので、１日当たりのセット数５を一応の基準として訓練を積み、１週間後に自転車エルゴメーターに再挑戦してみた。その結果、大腿骨の〝ガクン・ガクン〟感は相当に減少し回転数計はなんとか35～45rpmを維持したものの、僅か７分間の自転車漕ぎで左脛骨周りの筋肉（下腿三頭筋、前脛骨筋、長指伸筋、ヒラメ筋等）にビリッ！　ビリッ！　とした痺れ混じりの痛みが走った。右脚はなんとも無かったので、右脚に関しては自転車エルゴメーターでも日常的に使っている筋肉群が稼動したものと思われる。

　左は発症以来全く使っていないのが原因と推測されるので、この機会にこれらの筋肉の機能も回復させようと思いシミュレーターでの足の踏み込み方と痛み発生との関係を調べている。例えば、足裏の力点箇所を爪先～踵に至る各部に移動させるだけでも大腿骨と脛骨周りの主筋群に掛かる負荷が変化しており、痛み発生の様子も変わるのである。

③両爪先の引き上げ訓練

　このシミュレーターによる訓練効果を高めるため、１セットの自転車漕ぎ訓練に引き続いて、このＬ字型手摺の横棒上面（床から上面までの高さ75cm）の高さまで両爪先を交互に引き上げる訓練をそれぞれ15回ずつ行なうことにした。この時、転倒防止のため右手でしっかりと縦棒に掴まっている。この訓練により、左脚の膝を引き上げる際に主筋として働く大殿筋と太股周りの筋肉（大腿四頭

筋及び大腿二頭筋）を強化するのが狙いだ。この膝の引き上げが十分でないと、歩行時にカーペットの端の厚さ5mm程度の段差ですらクリアできないで躓き、転倒に繋がる危険があるのだ。

④回復に向けてのスイッチ

さて、前述の【Ⅲ-2】左脚各部位別強化訓練と通所リハビリ施設での週2回各10分間の自転車エルゴメーターを使った訓練を始めて4週目に入ってから、左脚周りの主筋群（腸脛靭帯とその付け根の大殿筋、大腿四頭筋および大腿二頭筋）にかなり強い痺れ混じりの痛みが走り始めた。これらの痛みはこれらの主筋群にスイッチが入ったサインとも考えられ、それ自体は大いに歓迎すべきとも考えたものの、それにしても痛くて歩行がままならない。

ここまでの訓練においては通常の跳躍運動時のように、接地の際に体重の何倍もの負荷が脚に掛かるプロセスは無いので筋肉への負荷が過大で断裂したり潰れたりすることは考えられない。従って、この痛みは殆ど使っていなかったこれらの主筋群に回復に向けたスイッチが入って急激に負荷が認識され始め、同時に痛みも検知されるようになった結果かと思われる。過度の痛みは炎症のサインであろうから要注意ながら、本能的な防御本能も稼動するので回復不可能な炎症を引き起こす程の超過負荷状態にはなり得ないと考え、転倒には最大限の注意を払いながらも訓練は継続している。

この一連の訓練を開始してから約3カ月が経過した最近になって、この訓練の持つ重要な意義にも気付いた。すなわち、歩行時に左足裏が床に噛み付く感覚が出てきて運足に安定感が増してきたのである。

装具外しに成功してから、足首の回転機能の回復訓練を継続した

第二章　機能回復へのスイッチ

結果、最近では一昔前のロボット足のようなペタン・ペタン運足法から何とか脱し、足の踵から接地して体重を載せながら～土踏まず部の外側の接地～踏み付け部の小趾側の接地と同時に体重を母趾側へ移しつつ床を蹴って右足を前に出すという一連の動きがかなり円滑になってきた。

　運足の際、ややもすると前方へつんのめりそうになることもあるが、自転車漕ぎ訓練が軌道に乗り始めてからは、このつんのめり感が薄れてきた。その理由は左大腿骨が股関節を支点として円滑に回転するようになった結果、左足に体重を移した際に生じる身体の前方への余剰の慣性モーメントが左足と左大腿骨の回転作用によって吸収され、ある程度の運動量の相殺と溜めが可能になったからではないかと考えられる。加えて、左膝の引き上げ量（床からの高さ）が意識すれば右膝と同程度となり、かつ引き上げ指令信号を発してから引き上げ動作が完了するまでの時間がかなり短縮できるようにもなったのだ。

　自分だけを被験者としての訓練につき、他者との効能の比較や統計処理はできず客観的なデータとは言えないが、少なくとも私の場合には自転車エルゴメーターの導入は後遺症で麻痺した左脚の機能回復に大変効果的と思われる。今後とも大いなる進展を期待しつつ訓練に励めそうだ。

49

このリハビリ雑感⑤で述べたように、ふとした切っ掛けで股関節の錆び付きが判明し、その解消は歩行機能の回復を図るうえでも重要な課題と考えられたので、急遽次のとおり訓練メニューを追加した。

【III-3】股関節強化訓練

§自転車漕ぎシミュレーターによる股関節強化訓練

〔内容〕

　右手でL字型手摺の縦棒に掴まり、その底端に結び付けた自転車漕ぎシミュレーターの鐙に左足を載せ、土踏まず部で鐙を半回転させるイメージで一歩前方の床に踏み込み、接地させてから戻す反復運動。

第二章　機能回復へのスイッチ

リハビリ雑感⑥　左手脚連鎖動という知られざる難題

（2014年4月）

①L字型腕

2011年7月、私が身体障害者になって初めて更新した運転免許証には、身体障害者用として「ハンドルを操作上有効な状態に改良したものに限る」との条件が付いている。一般には“ハンドルの改良”と言われてもイメージし難いが、私の場合は左手が利かないので具体的には右手だけでのハンドル操作が可能になるように、ハンドルにフォークリフトのハンドルに付いているようなドア・ノブもどきのノブを付ければ OK なのである。ハンドルを大きく廻す際に左手での送り廻しができないので、このノブを右手の平で覆い被せるようにして掴み、ハンドルの大回転を行なうのである。

私が運転する車（三菱 Town Box〈650 cc〉）では運転席の左側前方床に変速機のセレクター・レバーが設置されており、本来は左手で操作するのが前提であるが、私は右手を伸ばして操作するのだ。

この時左手はというと、腕が肘でL字型に曲がったままシート・ベルトの上から鳩尾辺りに押し付けられたままの半固定状態になっている。この“L字型腕”状態は発症以来続いている。脳出血患者は右手か左手かはともかくとして、L字型腕状態になる可能性が高いようで、私が通っている通所リハビリ施設で話が聞ける数名の脳出血発症者の中には発症以来18〜20年になるという彼等（彼女等）がいるが、発症当時から少しもよくはならないとの由。サンプル数が少ないので統計処理はできないものの、少なくとも脳出血起因の

51

手足の後遺症は、外科的な損傷とは異なり自然治癒効果は殆ど無いようである。

このL字型腕状態を何とか解放して、せめて左手で車のセレクター・レバーの操作を行ないたいと思うようになった。患者としては先輩格の彼等（彼女等）はL字型腕は金輪際よくはならないと諦めきっているようだが……。

ところで、脳出血を起こすとなぜL字型腕になるのか、それを究明しないことには効果的なリハビリ法は見出せまい。私の場合は椅子に座った状態で左手を伸ばしてテーブルに載せようにも、左手首の先が拳状態で腹部に密着しており、左腕と手に力を入れようとしても力が入らず、左拳が腹部から離れない。そこで右手で左手首を掴んで強引に目の前のテーブルに引き上げるようにして載せると、右手を離した途端に左腕はバネ仕掛けのように左胸まで引き戻されて、左手をテーブル上にとどめる事ができないのである。

その理由については異常の無い右手の動きを観察しながら次のように考えている。即ち、手と腕を前方へ突き出す際には、腕（上腕骨）は肩関節で適宜回転と開き運動を起こし、同時に肘関節では肘から手首に至る２本の骨（親指側の橈骨と小指側の尺骨）も適宜回転と開き運動を起こしている。その結果、腕と手が伸びるのであるが、このとき肩関節と肘関節自体は全く伸び縮みはしない。万一無理な力が掛かって伸縮が起きると即破壊に繋がって身体的に大きなダメージを被ることになる。この伸縮を完全に阻止するにはロック機構が必要であるが、肩関節と肘関節にはロボットにあるような閂もどきのロック機構は見当たらない。しかし、伸縮阻止用のロック機能無しではちょっとした事でも破壊に至って痛い目に遭うことになろう。

②本能的な防御のため働く補助筋群がＬ字型腕の原因か

　上腕骨と橈骨・尺骨を動かすのは肩にある三角筋、上腕二頭・三頭筋、腕橈骨筋、肘から手首の間にある総指伸筋[12]等の主筋群であって、ある程度意識して（随意で）動かすことが可能であるが、この主筋群は沢山の補助筋に取り巻かれている。そしてこの補助筋群が文字通り主筋の運動を無意識に（不随意で）補助しているようだ。これらの主筋群と補助筋群とが調和的に協働して完璧な運動を遂行しているようなのだ。とすると、ロック機能はこの補助筋群が担っているのではないかと思われる。

　即ち、脳出血で制御回路が損傷を受けたせいで主筋群と補助筋群との調和・協働が巧くゆかなくなり、本能的に身体を守るため補助筋群が勝手に（不随意で）主筋群の動きを阻止する方向に過剰に働いているのではないかと考えられるのだ。言い換えれば、主筋群を伸ばそうとすればこれに抵抗し、縮めようとすればこれにも抵抗する。要するに本能的に安全確保のため動かすまいとするのだ。決して筋肉が弱くなって動かないのではないと考えられるのである。

　とすると、私の左手・脚のリハビリとはこの補助筋群に無用な抵抗を止めさせることであらねばなるまい。問題は、補助筋群は不随意筋なので文字通り意のままにはならず、制御できないということなのだ。

　打つ手なしとて諦めるわけにはゆかないので、ヒントを得るために異常の無い右の腕・手の動きと麻痺が強く残る左の腕・手をじっくり比較観察してみた。その結果、正常な右の腕・手の主筋群は出

＊12：総指伸筋⇒前腕の肘〜手首の間にあって、親指を除く第二〜第五指に繋がっている強力な伸展筋。

番が無い時は弛緩しており、出番が来た時にはキュッと引き締まって硬直することが判明した。一方異常な左の腕・手の主筋群は出番の有無に関係無く、殆ど四六時中硬直しているのだ。しかし、主筋群は本来随意筋なので、ある程度の制御信号は送れる筈である。そこで色々試してみると、無信号で硬直しているのは主筋群そのものではなく、主筋群を取り巻く補助筋群が主筋群が活動していないにも拘らず活動しているか、ないしは主筋群の動きが不十分と検知して勝手に補助しようと（不随意で）活動しているようなのだ。これが麻痺が残ると硬くなる、いわゆる拘縮現象の正体ではないかと考えられるのである。

③厄介な左手と脚の連鎖動

　そこで、自力では伸びない左腕と手を右手の介助で稼動範囲を拡げ、脳に教え込めば少しは意に沿って動く範囲が拡がるかと考えてみた。椅子に座った姿勢で右手親指を左手の平で包むようにして握り、左胸前方へゆっくりと押し出す動作から始めてみた。梃子でも動かない感じで相当な抵抗がある。左手にこんな力があったのかと改めて驚かされる。上腕二頭・三頭筋および肘～手首の間にある総指伸筋辺りにピリピリした痛みが走るので初日はこの訓練を10回ほどで止め、翌日は様子を見ながら30回ほどまで回数を増やしてみた。訓練している左腕・手自体に異変は生じなかったが、左腰の辺りから左脚の太股にかけての大殿筋とその先端部にある腸脛靭帯に痺れ混じりの痛みが走った。その理由が不可解であったが、左腕・手の訓練と関係ありかとは考えた。右の腕と脚に関しては全く異変はなかった。

　そこで、起立して右手でL字型手摺の縦棒部分に掴まり、転倒に

54

第二章　機能回復へのスイッチ

注意しながら左のＬ字型腕を左脚踏み出しの勢いを借りて真下に突き下げる運動に挑戦してみた。少し動くのをいいことに、30回ほどこの突き下げ運動を続けてみたのだ。その際、左脚に突っ張り感はあったが、所詮異常なのでそのまま更に30回ほどこの突き下げ運動を続けてみた。異変は翌日の寝起きに現れた。左脚の腰の辺りから太股にかけての大殿筋とその先にある腸脛靭帯に強烈な痺れ混じりの痛み（指数：80）が走り、室内での歩行さえ困難な状態になったのである。

　以上の結果を総合すると、麻痺の後遺症がある身体左半分は、本来的な腕・手・脚単体での独立した随意的な動きに支障をきたして連鎖動を起こす状態に陥っており、その連鎖の要は不随意筋たる補助筋群ではないかと推論するに至ったのである。

　これは厄介だ。腕を動かそうとすると脚の補助筋群までもが稼動してそれを阻止しようとし、脚の運動を開始すると左腕の補助筋群までもが活動してそれを阻止しようとして強力に余計な力を出すのである。

　勿論、痛みに慣れるという現象はあるので、それに期待して暫く続けてみたが、一向に進展は無く、むしろ折角進展しつつあった屋外での歩行自体が痛みのため困難になってきたのだ。そこで痛みが引くまで中止し、頃合いを見計らって再開するという状態を１年ほど続けてみた。その結果一進一退の微々たるものながら、左のＬ字型腕は右手の介助無しで腹部から切り離せるようにはなった。実に４年も掛かっての回復レベルがこれかと落ち込む気分にもなる一方、厄介な左腕・手と左脚の連鎖動を断ち切る手法に一条の光が射し込んできたような手応えも感じている。

55

第三章 メニュー化した日々の機能回復訓練とその効果の検証

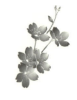

　身体情況を観察しながら進展を目指して試行錯誤した末、日々の機能回復訓練を満足に足るレベルで後述の【Ⅰ】〜【Ⅶ】のように大別してメニュー化した。実施に際してはそれら全ての訓練項目を日々完全かつ円滑に実施する観点から、「訓練のリズム」も考慮したメニューになるよう工夫した。
　ここでは、その内容と実施情況を詳述し、訓練の効果を検証した。

【Ⅰ】手摺付き階段を使った訓練

〔準備・留意事項〕
　素足になり、階段右手壁際の手摺に右手で掴まって転倒を防止しながらの実施とする。

No. 1-1　左脚の振動型25％スクワット

〔狙い〕
　左脚主体のウォーミングアップ。
〔内容〕
　左脚主体の振動型25％スクワット⇒30回。
〔情況の推移〕
　当初から実施上の問題は無く、円滑に実施を継続中。

第三章　メニュー化した日々の機能回復訓練とその効果の検証

〔効果の検証結果〕

　一日の訓練開始に当たってのウォーミングアップとの位置付けであり、特に左膝や足首周りの円滑な動きを促し、太股と脹脛の筋肉をゆるりと無理なく稼動させるのに効果的。負荷が小さい運動ながら体調[*13]に応じて回数の増減も容易であり、効用は小さからず。

> 訓練の有用性の評定：90点

No. 1-2　左足首の前後方向への回転訓練

〔狙い〕

　左足首の前後方向への回転機能向上。

〔内容〕

　左脚主体で膝を曲げ、脛を前に倒しながら左足踏み付け部を真下に接地し、踵を引き上げて直角となす。次いで左足甲と踝部を押し下げるようにして左踵を接地させて戻す訓練⇒60回。

〔情況の推移〕

　当初は脛を前に倒そうにも膝が曲がらず、左足裏が前方へ滑って想定した訓練にならず。この滑りを止めるには左足踏み付け部を真

＊13：身体状況指数の定義⇒訓練開始前には当日の健康状態をしっかり把握しておくことも肝要と考え、学業成績の評価に準じて身体状況を指数で次のとおり定めて自己評価することにした。

　①60未満：体調不良により訓練効果は期待できないので中止すべし。

　②60〜70未満：体調の変化に注意しつつの訓練実施は可。

　③70〜80未満：体調良好で訓練には全く支障無し。

　④80以上：絶好調につき、訓練の負荷量を適宜追加するも可。

下に接地した際に、タイミングよく体重を掛けて足裏の摩擦抵抗を増大させ、同時に脛を前方に押し出す力のベクトルを小さくすることがコツと考え、これに注力した訓練を実施せり。1カ月ほどでこのコツを体得し、イメージどおりの訓練に入れり。本格的な訓練開始3カ月後（累計約4,600回）、足首の前後への回転が円滑になりつつある感触を得、以降も日常化訓練メニューの1つとして継続中。

〔効果の検証結果〕

　足首の前後への回転が円滑になり、足首の制御に手応えが出てきた。

```
訓練の有用性の評定：100点
```

No. 1-3　階段初段の昇降訓練

〔狙い〕

　両太股と脹脛の強化。

〔内容〕

　階段の初段に右足から上がり、左足を引き上げて揃えたあと右足から降り、左足も引き下ろして揃える訓練。次いで左足から上がっての同様の訓練⇒各60回。

〔情況の推移〕

　当初は左足の引き上げ時に爪先を初段の踏み板を支える蹴込み板に当てたり、踏み板端部の段鼻に引っ掛けたりのトラブル続出で、踏み板に巧く載せることすら叶わず。加えて、土踏まず部の中央付近を初段の段鼻に載せて体重を移そうとすると激痛（指数[*9]：80）が走って耐え難く、当初は2〜3回がやっとで10回を超すにも3

カ月ほどを要した。この訓練を通して、踏み板は足のサイズに比べて奥行きが小さく作られていることに初めて気付く。即ち、右足の動きを観察してみると、踵〜爪先の全体を踏み板に載せるよりも、踏み板の段鼻に土踏まず部の中央踵寄りだけを載せた方が踏ん張りが利いて安定して立ち上がれることが判明。場所や材料を節約するために踏み板の奥行きを足のサイズよりも小さくしてあるのではなく、土踏まず部の中央踵寄りで段鼻を踏むのが理に適っている故と判明。そこで、別途左足の土踏まず部中央踵寄りで段鼻を踏んで立ち上がるだけの訓練を３カ月ほど続けた結果、初段踏み板上に左足を引き上げて、そのまま左脚で立ち上がれるようになった。これにより、当初イメージの訓練が可能になり、以降の訓練回数を各５〜15〜30回へと段階的に増やし、１年後には日常的に１日各60回に訓練レベルを引き上げた。その後の１カ年間での累計は両足それぞれ約18,600回に達し、以降日常化訓練メニューの１つとして訓練を継続中。

〔効果の検証結果〕

　他の訓練との相乗効果もあって、左脚の脹脛にも力を込めてピンと張って硬くすることが可能となり、大きな負荷にも対応できるようになった。脹脛の強化により歩行の安定・信頼性が向上しつつあり。

> 訓練の有用性の評定：100点

No. 1-4 青竹踏み

〔狙い〕

　左足裏〜大腿部の接触・運動感覚の向上。

〔内容〕

　(1)先ず左足の土踏まず部の中央を足踏み板中央部のイボイボの上に載せ、全体重を移して1秒間保持して戻す訓練⇒60回、(2)次いでイボイボ上に載せる足裏の部位を踏み付け部に移しての同じ訓練⇒60回、(3)最後にイボイボ上に載せる足裏の部位を踵部に移しての同じ訓練⇒60回。

〔情況の推移〕

　当初は土踏まず部をイボイボ上に載せて体重を移した途端に土踏まず部やその上部足の甲の辺りに強烈な痺れ混じりの痛み（指数：80）が走り、3〜4回が限度であった。痺れ混じりの痛みの発生は感覚が戻る前兆と捉えてこれを歓迎しつつ1カ月ほど続けた結果、辛うじて10回程度までは痛み指数70程度以下で実施可能となった。3カ月後にはイボイボ部に載せて踏み付ける部位を(1)足裏の土踏まず部、(2)踏み付け部および(3)踵部でそれぞれ15回ずつ（計45回）の踏み付け訓練が可能となり、翌日に残る痛みも指数50未満で苦にならなくなった。6カ月後からは各30回（計90回）に増やした。その過程で、痺れ混じりの痛みが走る部位が足から脛骨の中心部、膝関節さらには大腿部の付け根辺りにまで上ってきた。これらの部位は脳出血発症以来感覚が殆ど麻痺していたので、これらの痛みは感覚が向上する前兆、すなわち回復へのスイッチが入ったと捉えて歓迎し、以降各60回（計180回）に設定して日常化訓練メニューの1つにして継続中。

〔効果の検証結果〕

左脚全体の感覚回復に手応えが出てきた。

> 訓練の有用性の評定：100点

No. 1-5　右爪先の振り上げ訓練

〔狙い〕

左足アーチ部の強化。

〔内容〕

左足踏み付け部に全体重を載せて伸び上がりながら、右爪先を振り上げて階段の３段目に踏み付け部をタッチさせて戻す訓練⇒60回。

〔情況の推移〕

当初は階段の３段目にタッチするには左足アーチ部の支持力が弱過ぎて届かず、かなりの痛み（指数：70〜75）も走った。そこで、地道に階段の１段目にタッチすることから始めた。これは問題なく早期にクリアでき、次いで２段目タッチへ移行。これも１週間ほどで慣れたところでクリアとした。次いで３段目タッチへ移行せしも、一度に60回は達成できず、５〜15回を１カ月ほど続けた。その後は辛うじて60回をクリアできる日が続き、以降は日々60回を続けて６カ月（累計約9,300回）経過した頃から痛みは気にならない程度（指数：60）に減少し、アーチ部強化の感触が出てきた。

〔効果の検証結果〕

左足アーチ部の強化は身体を動かす際に生じる身体のブレや振れを抑制して安定性を確保する要の１つ。通所リハビリ施設の送迎車

（中型ワゴン）の助手席への乗降はこのアーチが弱過ぎると不可能である。直接的にはこれに備えての訓練でもあったが、訓練を重ねた効果は顕著であってこの乗降が円滑になった。

> 訓練の有用性の評定：100点

No. 1-6　左脚の振動型50％スクワット

〔狙い〕

　左足アーチ部の強化。

〔内容〕

　階段の初段に上がって両爪先を揃えてから左足を後退りさせて踏み付け部をステップ先端の滑り止め溝近くに置き、そのまま左母趾部に体重を載せての振動型50％スクワット⇒100回。

〔情況の推移〕

　当初の1カ月ほどは25％スクワット程度に負荷を軽くして慣らし、その後は50％スクワットに戻して日常化訓練メニューの1つとした。6カ月後（累計約15,500回）には、苦にならない程度の負荷となり、左足アーチ強化の感触が出てきた。

〔効果の検証結果〕

　他の訓練との相乗効果もあって、アーチ部の強化に手応えあり。

> 訓練の有用性の評定：85点

第三章　メニュー化した日々の機能回復訓練とその効果の検証

No. 1-7　左腕の回転・屈伸訓練

〔狙い〕

　左腕の運動機能改善。

〔内容〕

　左手拳で下顎にタッチし、しゃがみ込みながら左腕を半回転させて左膝頭と右膝頭に順次タッチさせて下顎に戻す連続訓練⇒15回。

〔情況の推移〕

　左肩から上腕〜前腕〜手に至る全部位が金網に包まれたまま縛られている感覚であり、かつ左脚との連鎖動が頑固に続いているため、当初は左腕の回転はおろか下げることすら叶わず。不完全ながらもイメージに沿った訓練と回数を実施すること約２年にして、(1)左手拳を下顎にタッチさせること、(2)しゃがみ込みながら左腕を半回転させること、(3)左膝頭と右膝頭に順次タッチさせることの３つの要素運動が可能になった。

〔効果の検証結果〕

　遅々としたものながら、確実に左腕の運動機能に円滑化の手応えあり。

訓練の有用性の評定：100点

No. 1-8　左腕と腰の回転訓練

〔狙い〕

　左腕の運動機能改善と腰部回転の円滑化。

〔内容〕

　左手拳で右胸上部にタッチし、そのまま腰を捻って腰の左下方で

振り廻して右尻にタッチして戻す連続運動⇒15回。

〔情況の推移〕

　当初は左手拳を右胸上部にタッチさせることすら叶わず、身体の回転を利用した遠心力で振り廻すようにして訓練せり。この回転で左足土踏まず部に捻り応力が掛かり、猛烈な痛み（指数：80）が走り、数回が限度なるも約6カ月掛けてこの捻り応力を爪先を少し上げて緩和させるコツを掴み、以降の2カ年での累計は約9,300回に達した。

〔効果の検証結果〕

　当初腰部回転に伴って背中に痛み（指数：65〜70）が走ったが、この2カ年の訓練により普通の回転であれば痛み無しで行なえるようになった。その結果、車の運転時に上半身を捻って左後方を見る動作が円滑になるなど、相応の訓練効果が出ている。

> 訓練の有用性の評定：100点

No. 1-9　左脚の振動型25％スクワット

〔狙い〕

　左脚主体の仕上げのストレッチ。

〔内容〕

　左脚主体の振動型25％スクワット⇒30回。

〔効果の検証結果〕

　訓練の終了を告げるストレッチで、一息つける効果あり。

> 訓練の有用性の評定：70点

64

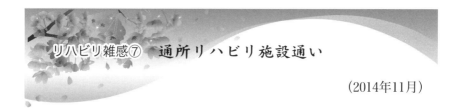

リハビリ雑感⑦　通所リハビリ施設通い

（2014年11月）

　これまで4年の間、週2日のペースで続けてきた通所リハビリ施設「やすらぎ」通いを年明けからは週1日だけに減らした。リハビリの効果という観点から言えば、「やすらぎ」へ出掛けてのリハビリにおいては送迎に掛かる時間のほか、自主トレ主体とはいえ基本的には集団行動であり何かとロス時間が多いので、自宅での自主トレの方が効率的で内容の濃いトレーニングができるという情況が顕著になったからである。

　1日だけながら敢えて「やすらぎ」へ通うのは、1つには妻の介護の息抜きのためであり、もう1つは自分自身の気分転換のためだ。「やすらぎ」通いは世間との接触の機会の1つであり、色々な人と直に話ができる貴重な機会でもあるのだ。

①送迎車

　通常自宅では午前中はほぼ機能回復訓練に専念し、午後も昼食を挟んで3時頃まで訓練を続行し、その後はパソコンに向かっていることが多い。火曜日になると通所リハビリ施設からの送迎車にて自宅を8時半頃に出発する。この車はトヨタのハイエース・ワゴン（2,982 cc）で、内部を改装してベンチシート2列を設置したうえに車椅子2台分の固定用装具が備えてある。ハッチバック・ドア部分には車椅子を積み降ろしするための専用小型エレベーターが取り付けられている。

当日の利用者の都合にも依るが、通常この送迎車には既に途中でピックアップした先客があり、私を乗せてからも更に利用者1〜2名をピックアップすることが多い。

　さて、この送迎車への乗降は通常車体横側にあるスライド式ドアから補助的な踏み台を用いて介助者に支えられて行なわれるが、私は助手席の利用が許されている。

　私が助手席を利用しようと思い立ったのは2年ほど前からである。その理由の1つはこの送迎に要する時間が片道50分間ほどあり、ただの積み荷として漫然と運ばれるのは時間がもったいないので有効に活用しようと考えたからである。勿論、運転することは論外である。

　一応車を持っているとはいえ、私の運転の際には必ず妻が介助要員として助手席に乗り込む。妻としては心配が尽きず安易にドライブ気分にはなれない様子なので、病院へ行く等必要不可欠な場合を除いて運転は自粛気味になる。

②運転のシミュレーション

　そこで私はこの送迎車の助手席で運転のシミュレーションを行なうことにしたのだ。これにより、「やすらぎ」への数ルートの道順はもとより交差点や要注意カーブ箇所等を憶えると同時に、運転者の技量評価も行なえる利点もあるのだ。

　普段走ることもない道路を走れるので飽きることはない上に、イザという時には大いに役立つ筈である。もう1つの理由は右腕・手の筋トレの成果を検証することだ。このトヨタハイエース・ワゴンの助手席は前輪の真上にあり、前輪の径は約50cmなので座席の高さは座席のフレームやクッションの厚みを考慮すると地面から

60 cm ほどとかなり高くなっている。このため、乗降の補助用にドアのフレーム直下と前輪との間に足の爪先が載せられる程度の小さなステップが付いている。通常これに左爪先を引っ掛けて右足を蹴り上げるようにして座席に座るのであるが、私はこの左爪先の制御が不十分かつ踏み付ける力が弱いのでこの方法は使えない。そこで私はフロント・ガラスのフレームと助手席の窓枠との間のスチール製フレームに取り付けてある取っ手を右手で掴んでから地面上の左足に一旦体重を移し、右足を蹴り上げると同時に右腕・手にグイと力を入れて、一気に助手席まで飛び上がるようにして身体を引き上げて座るのである。

このイメージ・トレーニングを自宅階段のステップを使って半年ほど積み重ね、右手握力と腕力を十分に強化したのである。私がほぼ右腕一本で助手席へ全身を引き上げて着座する様子にスタッフも真似ができないと驚くほどである。よほど右手の握力と腕力を強化しておかないと実行できないことは確かである。

50分ほどで「やすらぎ」に到着すると、全員滅菌用石鹸水で手洗いの後キャスター付き大型四脚テーブルの各自その日に指定された四脚椅子に座り（終日車椅子のままの利用者もいる）、テーブル上に配られた湯飲みのお茶を飲みながら周りの利用者と雑談などを交わす。10時頃からは集団での朝のリハビリ体操（ストレッチ程度）が開始されるのであるが、デイサービス（介護に特化したサービス形態の1つ）主体の利用者は個別に介護士による入浴サービス等を受けたりもする。

私はここから自主トレと称して独自のトレーニングを開始するのである。午前中はベッドを使ったトレーニングでそのメニューは通常18本ほど用意しているので、暇を持て余すようなことはなく、

かなり濃密な左腕・手主体のトレーニングを実施するのだ。

　昼食時間は約1時間で、囲碁・将棋・トランプ・オセロ・読書等各自思い思いの時間を過ごすが、私は食後すぐに一人で自主トレを開始する。午後の最初のトレーニングは歩行実践である。杖を使って「やすらぎ」〜本館棟までの片道約150mの歩道を一気に歩くのだ。このトレーニングには自宅での1週間の歩行訓練の効果を検証する目的もある。

③自販機

　本館棟のロビーに着いたら、そこにある数個の自動販売機の中から好みの缶コーヒー1個を購入する。この購入に際しては一般には何等の困難性もないが、私のような半身不随の身体障害者となるとそう簡単ではない。

　目指す自販機に近寄り、自販機本体の適当な凹凸箇所を探して杖のストラップに取り付けた特製の大型洗濯ばさみを嚙み付かせて杖を立て掛けておいてから、ポケットからコイン入れを取り出して等々……と左手は全く使えない状態で行なうのである。当初は自販機から吐き出された缶を取り出すのにすら難渋したものだ。

　ともあれ、テーブルまで缶コーヒーをポケットに入れて運び、細心の注意を払って右手だけで缶のプルトップを開くとやっとコーヒーが飲めるのである。このコーヒーで一息入れてから、本館棟リハビリ室前の廊下の壁際に設置されている長い手摺を使っての約30分間の特別歩行トレーニングを開始する。特に後退り主体の歩行トレーニングにはこの長い手摺を重宝している。その後はロビーの椅子を利用して左腕・手のリハビリを30分ほど行ない、最後に「やすらぎ」への復路150mの歩行訓練を行なって当日の全自主ト

第三章　メニュー化した日々の機能回復訓練とその効果の検証

レを終えるのである。

　有り難いことに、今日まで脳出血は再発することもなく元気にやってこられた。最近は、来るべき冬に備えて冬バージョンのトレーニング法もあれこれ思案しているところである。

【Ⅱ】床のカーペットを使った訓練

〔準備・留意事項〕

　前後左右への転倒に備えて障害物が無いことを確認して素足になること。

No. 2-1　両膝を曲げて腰を落としたあと起立する訓練

〔狙い〕

　左足〜踝（くるぶし）〜脛骨（けいこつ）〜膝（ひざ）関節〜大腿部〜股関節に至る各部位の機能向上を図り、屈（かが）んで足元周りの物を拾い上げる動作を可能にすること。

〔内容〕

　床に立ち、左足を半歩前に出して両足を踏ん張り、両膝（ひざ）を曲げて屈み、右手親指で左母趾にタッチしてから起立する訓練⇒30回。

〔情況の推移〕

　当初は左脚全体での耐荷重力が弱く、腰を屈（かが）めて右手親指で左母趾にタッチしようとするとフラついて左前方へ倒れそうになった。この転倒防止のためには特に左足土踏まず部に力を入れて踏ん張る必要があるが、その土踏まず部の感覚が不十分で踏ん張りが利かなかった。従って常に転倒の危険が付き纏（まと）ったが、それを意識して右足裏に大半の負荷を掛けつつ、ゆるり１〜２回から始め、次に３〜５回へと慎重に回数を伸ばし、半年後には15回をクリアできるレベルに達した。併行して別途土踏まず部の感覚機能改善に特化した訓練も始めた。その後の１年でこの回数を30回まで引き上げることに成功、以降日常化訓練メニューの１つとして継続中。

第三章　メニュー化した日々の機能回復訓練とその効果の検証

〔効果の検証結果〕

　他の訓練との相乗効果もあって左足裏の踏み付け部、土踏まず部、及び踵の接地感覚が向上し、課題となっていた踏ん張りが少しずつ利き始めて身体の前後左右への揺れをかなり抑制できるようになった。

:::
訓練の有用性の評定：100点
:::

No. 2-2　左膝立て姿勢からの立ち上がり訓練

〔狙い〕

　左脚主体での立ち上がり機能の向上。

〔内容〕

　腰を屈めて、右爪先前のカーペットを右手拳で突き、体重を支えながら右膝を突いたのち右足を後ろへ蹴るように流して右脛全体を着け、左膝立ての姿勢から左脚に全体重を載せて立ち上がる訓練⇒15回。

〔情況の推移〕

　当初は左脚で全体重を支えて伸び上がるバネ機能が弱過ぎて全くサマにならず。そこで右拳でカーペットを突く力の反動を強くして、左脚に素早く体重を移乗させつつ立ち上がる訓練を実施せり。当初の３カ月間は３〜５回の立ち上がりがやっとであったが、その後徐々に回数を増やして半年後に15回をクリアして日常化訓練メニューの１つとして継続中。

〔効果の検証結果〕

　周囲に摑まる物が無い床などに座った姿勢からの立ち上がりは大

71

きな課題の１つであったが、当該訓練３年間（累計約14,000回）の
継続効果により徐々に可能となった。更なる訓練への励みともなれ
り。

> 訓練の有用性の評定：100点

No. 2-3　腰と両太股裏側のストレッチ

〔狙い〕

　訓練前のストレッチ。

〔内容〕

　床に座り、両足を揃えて前へ出した姿勢で左手の平を右手親指と
中指で挟み込んで前方へ引っ張り出し、両爪先にタッチする運動
⇒15回。

〔効果の検証結果〕

　ストレッチとしては相応の手応えあり。

> 訓練の有用性の評定：70点

No. 2-4　股関節のストレッチ

〔狙い〕

　訓練前の準備運動。

〔内容〕

　床に座り、伸ばした両足裏同士を合わせてその両爪先を右手で掴
んで手前に引き寄せてから戻す運動⇒15回。

第三章　メニュー化した日々の機能回復訓練とその効果の検証

〔効果の検証結果〕

　ストレッチとしては相応の手応えあり。

> 訓練の有用性の評定：70点

No. 2-5　左腕の反発力強化訓練

〔狙い〕

　左腕の反発力向上。

〔内容〕

　床に座って両足先を伸ばし、左踵(かかと)に右足土踏まず部を載せて押さえ込み、上半身が左側へ転倒するのを防ぎつつ、上半身を左に傾けて左手拳を接地して支え、跳(は)ね戻す訓練⇒60回。

〔情況の推移〕

　当初は上半身を左側へ傾けた際に左腕で支えるのがやっとであって、反発力で上半身を跳(は)ね戻すどころではなかった。約３カ月後に３〜５回が可能となり、半年後には60回をクリアせり。以降３年間で累計は約55,800回。

〔効果の検証結果〕

　車の運転席から助手席前のダッシュボード内の小物に右手を伸ばす際に、左手拳を助手席の座席に着いて上半身を支えることが可能となりて作業が円滑になった。左腕の反発力は当該訓練により着実に増した。

> 訓練の有用性の評定：100点

73

No. 2-6　左腕の回転運動

〔狙い〕

　前メニュー **No. 2-5** 対応のストレッチ。

〔内容〕

　右手で左手首を掴んで補助しながら左腕を肩の周りで1回転させて突き出す運動⇒60回。

〔情況の推移〕

　当初から左腕自力では肩の周りで回転させること能わず、右手での介助が不可欠。加えて訓練メニュー **No. 2-5** の実施により左腕が硬直するので当該ストレッチでそれを緩和する。

〔効果の検証結果〕

　訓練メニュー **No. 2-5** の実施により硬直化した左腕の弛緩に相応の効果あり。

> 訓練の有用性の評定：70点

No. 2-7　腹周りと首周りの筋力トレーニング

〔狙い〕

　腹筋と首筋の強化。

〔内容〕

　仰向きに寝て両膝を立て、右手で左手首を掴んで引っ張り出すようにして右脇腹に半固定し、首と背中を持ち上げて戻すトレーニング⇒60回。

〔情況の推移〕

　嚥下障害無しと診断されてはいるが、発症以来アルコール等超サ

ラサラ状態の液体を不用意に飲み込むと気管支に入って咳き込む確率が高くなった。この誤嚥の防止には首周りの筋力強化が肝要と考え当該トレーニングを開始。開始後1年（累計で約18,600回）にして誤嚥の確率は下がってきた感触あり。以降も日常化訓練メニューの1つとして継続中。

〔効果の検証結果〕

嚥下障害の防止に手応えあり。

> 訓練の有用性の評定：100点

No. 2-8　両腕と左脚の筋力トレーニング

〔狙い〕

両腕と左脚の筋力強化。

〔内容〕

両膝頭と両手拳を床に突いて四つん這いの姿勢をとっての左腕主体の腕立て伏せ運動⇒60回＋四つん這いの姿勢で左膝頭を床から浮かせる（次いで右膝も）運動⇒各15回。

〔情況の推移〕

当初は左腕・拳と左脚の耐荷重力が弱過ぎて四つん這いの姿勢すらとれず。約1年後に辛うじて3〜5回は可能となったが、負荷過大となって右手首を痛めるに及んで、このトレーニングはひとまず休止とした。

〔効果の検証結果〕

効果的になるハズのトレーニングではあるが、左腕・拳と左脚が未だ脆弱過ぎて十分なトレーニングとはなり得ていない。別途の

訓練を要す。

> 訓練の有用性の評定：60点

No. 2-9　左膝の折り曲げと踵の引き上げ訓練

〔狙い〕

　左膝の折り曲げと踵の引き上げ機能の向上。

〔内容〕

　胡坐をかいた姿勢から右膝を立て、右脚内側に左足を入れて右手で左足踏み付け部を掴んで引っ張りながら左踵を引いて膝で折り曲げ、左脹脛を左太股にタッチさせる訓練⇒100回。

〔情況の推移〕

　歩行の際に左踵の蹴り上げができず円滑な左脚運びに難がある。これを改善するための訓練法になるかと実施中。訓練開始後半年（累計約15,500回）で、イメージに近い訓練になってきた。

〔効果の検証結果〕

　JA共済中伊豆リハビリテーションセンターの廊下壁際にある長い手摺を使っての歩行訓練において、左踵の蹴り上げに特化しての訓練効果の検証も行なっており、少しずつ手応えが出てきた。

> 訓練の有用性の評定：75点

76

第三章　メニュー化した日々の機能回復訓練とその効果の検証

リハビリ雑感⑧　100万歩踏破を目指して

（2015年7月）

　馬場記念病院の急性期病棟で未だ寝たきりだった頃、脳外科の主治医から「我々医療スタッフは誰もこの病気（脳出血）に罹ったことはないので、外見に現れないあなたの本当の情況は分かりません。分かるのはご自身だけです」という主旨の説明があり、続いて"このまま寝たきりになるか、起き上がって車椅子生活が送れるようになるかはあなた次第です"とも言い渡された。

　以後リハビリに迷いが生じる度にこの言葉が想い出され、その度に"自分でやるしかない！"と奮い立たされている。

　あれから約5年半経った現在に至るまで、有り難いことに脳出血は再発していない。お陰で精力的にリハビリにも取り組めた結果、今では自宅内では車椅子を離れて普通の机とキャスター付き椅子を使っての生活に入れている。近距離であれば妻の助手席への同乗付きながら自ら車を運転して病院や買い物へも出掛けている。杖は必須ながら、平坦な舗装道路では200m程度の歩行も可能となった。

　件の脳外科主治医にも想定以上の機能回復ぶりかも知れない。私としては未だ満足に足るレベルには遥かに及ばないものの、ここまでの進展には感謝の念が湧く。

　ところで、機能回復のためには「スイッチを入れるべし」という最高のヒントが左頬骨のトラブルとその回復によって示されているのではないか（参考：「リハビリ雑感④　干しイカ嚙み嚙みからリハビリの新理論!?」）と考え、早速左脚の機能回復訓練にも応用し

77

て検証してみることにした。

　それまでの歩行訓練は“無理をしないように”とのことで手摺を使っての、1日100〜200歩程度の歩行であった。これをもう3年も続けているが、歩行機能は遅々として向上していない。そこで、訓練法を見直してスイッチを探すことにしたのだ。

　それまでのリハビリの経緯から、日々の個々の訓練での回復の度合いは100万分の1、即ち「1歩を進める訓練を100万回行なえばやっと満足に足る1歩が歩める程度の回復が得られるか」との感触であったので、「100万歩の踏破」を目指して歩行訓練を行なう計画を立ててみた。日々の歩行数はそれまでの約10倍の1,000〜3,000歩という過大とも言える負荷になるが、スイッチを入れるためにはこの程度の過負荷は必要かと考えたのだ。日々の訓練歩数を平均2,000歩とすると所要時間は500日、約1年と5カ月という計算になる。

　時は2013年2月3日。この日をスタートとして、100万歩踏破に挑んだ。その途中で種々評価して、訓練のメニューや内容を修正したり追加したりすることにしたのである。

　転倒の危険を排除するため、この歩行訓練の実施場所は室内とし、部屋の片隅に設けた介護用のL字型手摺の縦棒を右手で掴み、右腕の可動範囲での足踏み主体の訓練としたのである。歩数の計測に当たっては当初歩数計の導入も検討したが、脚の動きが正常ではないせいもあってか予想以上に誤差が生じることが明らかになった。そこでこれを諦め、海外旅行の折に溜まっていた英米通貨等のコインを並べて利用した。例えばコイン1個で100回という具合に。この方法は原始的だが、大変正確で即応性にも優れているのだ。

第三章　メニュー化した日々の機能回復訓練とその効果の検証

この訓練における特筆事項を次の①～⑤に記す。

①開始後３カ月経過時点（2013年５月）での情況

踏破数は累計で18万歩。歩行訓練はほぼ順調に進行中ながら、一気に2,000歩を超す歩行訓練直後には左膝関節（脛骨と大腿骨との接合部）周りに痺れ混じりの痛み（指数：70）が走り、車椅子に戻るのがやっとであった。

この痺れ混じりの痛みに対しては学習機能に期待して「訓練を積んで身体を慣らす」しかないと考えた。同時に適切な訓練歩数を見出すため、日々の歩行数を1,000～4,000の間で変化させて訓練直後と翌朝の身体情況を観察したのである。この試行錯誤の結果、日々の訓練歩数は1,000～2,000が適切との結論に至った。

なお、接触感覚を積極的に取り戻すためのリハビリ法についても考えを巡らせた。若い頃漢方医にお世話になった折、東洋医学の真髄は「ヒトが本来備えている治癒力を刺激して引き出し、自らを回復させること」ということを教わった。この刺激法が鍼灸であり、鍼灸で治すのではないということを鍼灸の原理と併せて解説頂いたことが想い出されたのだ。これを早期に導入すべく、馬場記念病院で回復期リハビリ病棟へ移ったのを潮に手軽な電子鍼を使って密かに実践を開始したのである。以来退院後も今日に至るまで毎日実践している電子鍼のほか、自分でできる追加すべきメニューは無いかと種々検討を続けているのだ。その中から「左足裏のカーペットへの擦りつけ」といわゆる「青竹踏み」とを導入した。これら二つも新規ではなく既に時折導入はしていたが、系統立てた日々の訓練メニューという位置付けにはしていなかったのである。

79

②開始後１カ年経過時点（2014年２月）での情況

　踏破数は累計で52万歩。このプログラムによる歩行訓練が功を奏したか、屋外での杖を使った歩行に少し自信が出てきた。

　しかしながら、左脚には未だ大きな課題が残されたままである。特に、左足に全体重を移した際の信頼性・安定性に難があるのだ。これを向上させるには足の甲と土踏まず周辺に構成されるアーチ部のバネ機能を向上させる必要ありと考えた。そこで、このアーチ部の機能向上に特化した訓練も後述のように別途開始した。

③開始後１年６カ月経過時点（2014年８月）での情況

　踏破数は累計で85万歩。目標に設定した100万歩踏破に対しての予定時間は経過したが、踏破数はやっと85％に達したばかりである。それはともかくとして、当該プログラムを企画し実行に移した動機は、100万歩も歩けば左脚の機能回復に展望が開けるのではないかとの想いからであった。未だプログラムのゴールには至っていないものの、その実施の効果をある程度評定してみた。その結果、遅々とはしているものの確実に歩行機能は向上しており、更なる訓練に期待が持てることが明らかになったのだ。そこで後述のとおり新たに別途２つの訓練メニューを追加して導入することにした。

④開始後２カ年経過時点（2015年２月）での情況

　踏破数は累計で122万歩。当初設定の100万歩を超え、それなりの達成感は得られた。しかしながら、一気に展望が開けたわけではなく、単なる通過点であることも痛感。

第三章　メニュー化した日々の機能回復訓練とその効果の検証

⑤開始後２年５カ月経過時点（2015年７月）での情況

　踏破数は累計で150万歩。屋外で杖を使っての歩行においては連続して200ｍ程度なら途中で休憩することなく一気に踏破できるようになった。信頼性・安定性もかなりいい感触ながら、未だ満足に足るレベルにはほど遠いものあり。左脚の信頼性・安定性向上のポイントの１つは左脚の膝〜膝関節〜脛骨部の機能向上にあると考え、この部分の訓練強化のため別途の訓練メニューも思案中。

【Ⅲ】 電動ベッドを使った訓練

〔準備・留意事項〕

　コントローラを使ってベッドの頭部や足部の上げ角等を変える際には、手足やベッド上の枕等の可動部への巻き込み事故に要注意。

No. 3-1　腰のストレッチと左腕・手の上げ開き訓練

〔狙い〕

　背筋と左肩周りの筋肉が弱くて寝返りができないため、就寝中に腰部に集中した圧力起因の腰痛が毎朝発生する。その緩和が主目的で、左腕・手の機能改善運動はついでの所作。

〔内容〕

　仰向き姿勢でベッドのフットボード上端に両足土踏まず部を載せ、ベッドの足上げ角26〜30度にてその頂上部で腰を折り曲げて保持。保持の間に左腕を突き上げ、左腕の総指伸筋[*12]を右手で圧迫しながら左手を開き、手首を返す訓練⇒15回。

〔情況の推移〕

　腰部の引っ張りにより、腰痛の軽減化に効果あり。

〔効果の検証結果〕

　就寝中、腰部に集中した体重圧迫起因の腰痛の緩和に大なる効果あり。左腕・手の機能回復に関しても多少の手応えあり。

> 訓練の有用性の評定：100点

第三章　メニュー化した日々の機能回復訓練とその効果の検証

No. 3-2　左腕・手の曲げ伸ばし訓練

〔狙い〕

　左腕の曲げ伸ばし機能の向上。

〔内容〕

　ベッド上仰向き姿勢で前腕部を顔面上から真下に下ろし、手先で後頭部〜左肩〜右肩を順次タッチ後自力で持ち上げて手首を返す訓練⇒15回。

〔情況の推移〕

　当初は右手の介助無しでは前腕部を顔面上に持ち上げたり制御して真下には下ろせず、手先で後頭部〜左肩〜右肩を順次タッチすること叶わず。訓練開始後2年にして右手の多少の介助でサマになり始めた。以降の3年間での訓練回数累計は約14,000回に及び、ほぼイメージどおりの訓練になり、日常化訓練メニューの1つとして継続中。

〔効果の検証結果〕

　左腕・手の機能回復は遅々として進まず。されど、前腕部を顔面上から真下に下ろしたあと真上の位置に戻せるようになったことから、機能回復の兆しに手応えあり。

訓練の有用性の評定：85点

No. 3-3　左腕の回転運動

〔狙い〕

　左肩関節での腕の回転機能の向上。

〔内容〕

　ベッド上仰向き姿勢で左手を突き上げ、両手指を開いて右手親指が左手親指の上側になるよう両手指を交互に組み合わせて拳を掴み、右親指で左手親指の付け根を圧迫しながら右手主導で8の字形に左腕を廻す運動⇒30回。

〔情況の推移〕

　当初は左手指間に右手指を交互に挿入すること自体が難題であった。8の字形回転自体は右手主導につき、さしたる問題無し。約3年の訓練にして、辛うじて左手指間に右手指を交互に挿入することもサマになってきた。

〔効果の検証結果〕

　左肩関節での腕の回転は右手の介助無しでは未だできないが、回転運動自体には円滑性が増した感触あり。

> 訓練の有用性の評定：75点

No. 3-4　左腕と五指の曲げ伸ばし訓練

〔狙い〕

　左手のグー・パー（握り締めて拳を作り、それを開く連続動作）機能の向上。

〔内容〕

　ベッド上仰向き姿勢で左前腕部の総指伸筋[12]を右手で圧迫しながら左腕を真っ直ぐに突き上げ、左手首を鎌首状態に曲げてのグー・パー訓練⇒15回。

第三章　メニュー化した日々の機能回復訓練とその効果の検証

〔情況の推移〕

　当初は握り締めて拳を作る（グー）のが精一杯で、それを開こうとしても殆ど動かず。５年ほど後に、右手の平で左手の平を挟んでその甲を強く圧迫すれば少し開くことを発見。これ以降、右手の平での介助によりなんとかイメージに沿った訓練を１年半継続（累計約7,000回）。多少マシになった感あり。

〔効果の検証結果〕

　グー・パー動作は簡単そうで至難。右手の介助で文字通りツボを押さえれば辛うじてサマになった程度なり。

> 訓練の有用性の評定：75点

No. 3-5　左腕の持ち上げ訓練

〔狙い〕

　左腕の持ち上げ機能の向上。

〔内容〕

　ベッド上仰向き姿勢で左拳を自力でベッド上の水平位置から垂直に持ち上げ、適宜右手の介助により頭左横の肩まで持っていく訓練⇒15回。

〔情況の推移〕

　当初はベッドから20cmほどしか左拳は持ち上がらなかったが、約２年後にはイメージどおり垂直持ち上げ可能になれり。但し、そのまま頭左横の肩まで持っていくには右手の介助を要する状態が以降の３年間も続いている。

85

〔効果の検証結果〕

　ベッド上の水平位置から垂直に持ち上げることはかなり容易になったが、右手の介助無くばそのまま頭左横の肩まで持っていくことは未だ叶わず。

> 訓練の有用性の評定：100点

No. 3-6　左腕の曲げ伸ばし訓練

〔狙い〕

　左腕の曲げ伸ばし機能の向上。

〔内容〕

　ベッド上仰向き姿勢で左拳を顎にタッチさせたあと真っ直ぐに突き上げる訓練⇒15回。

〔情況の推移〕

　当初は左拳を顎にタッチさせることすらできなかったが、約2年後には左腕のブレの抑制に多少右手での介助は要するものの、ほぼイメージどおりの訓練が可能になった。

〔効果の検証結果〕

　ベッド上仰向き姿勢で左拳を顎にタッチさせるのは予想以上に困難であったが、訓練を重ねた結果辛うじて可能になった。

> 訓練の有用性の評定：90点

第三章　メニュー化した日々の機能回復訓練とその効果の検証

No. 3-7　両脚開倒訓練

〔狙い〕

　股関節の機能性向上。

〔内容〕

　ベッド上仰向き姿勢で両膝を立てた状態から、両脚を各外側へ同時に開倒して戻す訓練⇒15回。

〔情況の推移〕

　当初から実施上の問題無く、イメージどおりの訓練となっている。

〔効果の検証結果〕

　股関節の錆び付きを防ぎ、回転の円滑化に効果的な感触あり。

> 訓練の有用性の評定：100点

No. 3-8　股関節・腰周りの回転訓練

〔狙い〕

　股関節と腰周りの回転機能の向上。

〔内容〕

　ベッド上仰向き姿勢で両膝を密着して立てた状態から両脚を左右交互に90度ずつ揃えて倒して戻す訓練⇒15回。

〔情況の推移〕

　当初から実施上の問題無く、イメージどおりの訓練となっている。

〔効果の検証結果〕

　股関節の錆び付きを防ぎ、腰も含めて回転の円滑化に効果的な感

触あり。

> 訓練の有用性の評定：100点

No. 3-9　横臥での半回転訓練

〔狙い〕

　寝返り機能の改善。

〔内容〕

　ベッド上仰向き姿勢で先ず右肩を下に横臥し、右手側鉄柵上端を左手で掴んで身体を引き寄せて半回転して戻す訓練⇒60回。次いで左肩を下にして横臥し、左手側鉄柵上端を右手で掴んで身体を引き寄せる同様の訓練⇒60回。

〔情況の推移〕

　当初から右肩を下にしての回転に問題は無いが、左肩を下にしての回転の場合には左肩周りに痛み（指数：70〜75）が走って困難であった。当該訓練開始後3年目に入った頃から、この痛みは殆ど気にならない程度（指数：60）まで緩和された。

〔効果の検証結果〕

　就寝中の寝返りが徐々に可能になってきて手応え十分。

> 訓練の有用性の評定：100点

第三章　メニュー化した日々の機能回復訓練とその効果の検証

No. 3-10　咽頭周りの筋力トレーニング

〔狙い〕

　首周り筋を強化して嚥下(えんげ)問題を予防する。

〔内容〕

　ベッド上仰向き姿勢で両膝(ひざ)を立て、右手で左手首(つか)を掴んで引っ張り出すようにして右脇腹に半固定し、首と背中を持ち上げて戻すトレーニング⇒60回。

〔情況の推移〕

　当初は首と背中の持ち上げ回数はせいぜい5回程度であったが、徐々に15回〜30回へと負荷を増やし、約半年後には目標の60回へとレベルを引き上げ、以降日常化訓練メニューの1つとして定着させている。

〔効果の検証結果〕

　咽頭周りの筋肉が強化された感触ありて、誤嚥に至る場面が減った。

> 訓練の有用性の評定：100点

【Ⅳ】ベッド端と床のカーペットを使った訓練

〔準備・留意事項〕

　素足になってベッド端に腰を下ろす。

89

No. 4-1 肩窄め訓練

〔狙い〕

　左肩上下可動域の伸張。

〔内容〕

　両肩を同時に持ち上げて戻す肩窄め訓練⇒30回。

〔情況の推移〕

　当初は左肩の存在感なく、殆ど動かせず。肩窄めイメージを集中させつつの訓練約1年にして多少動かせるようにはなったが、同時に多少の痛み（指数：65）も走り始めた。イメージどおりの動きとなるには更に2年（累計約18,600回）を要したものの、痛みは全く無くなった。

〔効果の検証結果〕

　可動域の伸張には痛みを伴ったが、怯まず継続すると慣れにより痛みも解消できることが実証された。

```
訓練の有用性の評定：100点
```


No. 4-2 左下腿部の倒起訓練

〔狙い〕

　左太股と膝の強化。

〔内容〕

　両手拳をベッドに着き、両足を垂らしてカーペットに着け、右脚を半固定して左膝を外側に倒してから起こして右膝にくっ付けて戻す訓練⇒60回。

第三章　メニュー化した日々の機能回復訓練とその効果の検証

〔情況の推移〕

　当初は左脚の感覚が全く無くて訓練どころではなかったが、右手で左膝を掴んでの引き起こしと押し倒し訓練４年（累計約75,000回）にして、やっと右手での介助無しでイメージに沿った訓練が可能になった。以降日常化訓練メニューの１つとして継続中。

〔効果の検証結果〕

　発症直後には左脚の感覚が全く無く、車椅子に座っても左脚はダラリと左外側へ傾く有り様で、ネクタイ紐で異常の無い右脚に結んで自立もどき姿勢を保ったが、当該訓練と他の訓練との相乗効果により完全に制御可能となった。

> 訓練の有用性の評定：100点

No. 4-3　左前腕部の持ち上げ訓練

〔狙い〕

　左前腕部の持ち上げ力向上。

〔内容〕

　左母趾に体重を載せて床に押し下げながら、左拳を膝上から持ち上げて左顎にタッチして戻す訓練⇒60回。

〔情況の推移〕

　当初は左肘を曲げた状態で左拳を左顎にタッチさせることは不可能であったが、左腕の総指伸筋を右手で圧迫すると反動で拳が左顎に当たり始め、訓練を積むにつれて総指伸筋の圧迫無しでも自力で左拳を左顎にタッチさせることが可能になってきた。

91

〔効果の検証結果〕

左腕の曲げと引き上げ機能の改善に効果的な感触あり。

> 訓練の有用性の評定：80点

No. 4-4　左足裏の引き摺り訓練

〔狙い〕

左足裏の感覚機能向上。

〔内容〕

左足をカーペット上で突き出し、その甲に右足土踏まず部を載せてカーペットに押し付けながら左足を手前へ引き摺る訓練⇒60回。

〔情況の推移〕

当初は左脛を引き寄せる力不足でサマにならず、引き摺り摩擦で足裏に刺激を与えるにはほど遠かったが、訓練5年（累計約93,000回）にして引き摺り時に足裏で摩擦を感じるようになった。これは併用している電子鍼[*2]との相乗効果とも考えられるが、現在では足裏の個別の部位（踵、踏み付け部の小趾周りと母趾周り）ごとに区別して擦られ感が得られるようになった。未だ右足裏ほど敏感ではないが、左足裏の接触感覚は着実に向上している。以降も日常化訓練メニューの1つとして継続中。

〔効果の検証結果〕

他の訓練との相乗効果もあり、遅々とはしているが引き摺り時の左足裏の接触感覚は着実に向上している。

> 訓練の有用性の評定：100点

第三章　メニュー化した日々の機能回復訓練とその効果の検証

No. 4-5　左足裏の突っ突き訓練

〔狙い〕

左足裏の感覚機能向上。

〔内容〕

左足を右膝に引き上げて載せ、その足裏全面を右手全指の爪先をムカデの足状に立ててピアノタッチで突っ突く訓練⇒180回。

〔情況の推移〕

当初は足裏を指で突っ突くとピクピクする箇所があったが、1年後（累計約52,500回）にはピクピク現象はなくなった。以降日常化訓練メニューの1つとしてこの訓練も継続中。

〔効果の検証結果〕

他の訓練との相乗効果もあり、左足裏の感覚は着実に向上している。

訓練の有用性の評定：70点

No. 4-6　電磁パルスの印加

〔狙い〕

左手足の感覚機能改善。

〔内容〕

左足趾と左手全爪付け根へ電子鍼[*2]からの電磁パルスを2発ずつ印加して左手足の感覚の改善を図る。

〔情況の推移〕

当初から実施上の問題は無い。当該パルス印加を開始以来約6年半経過。

93

〔効果の検証結果〕

　他の訓練メニューとの相乗効果もあって左手足の感覚は着実に改善されている。

> 訓練の有用性の評定：100点

No. 4-7　左脚の引き上げ訓練

〔狙い〕

　左脚の引き上げ機能強化。

〔内容〕

　右手でベッドの柵の上端に摑まって転倒防止策を講じてから、左脚を引き上げて膝左胸にくっ付けて戻す訓練⇒100回。

〔情況の推移〕

　厳密には膝を左胸にくっ付けることは無理ながら、可能な限りくっ付けるイメージで実施。当初は5～6回の引き上げがやっとであったが約3カ月後には15回まで可能となり、以降も徐々に回数を30～60～90へと増やし、1年後には100回に達した。以降もこのペースで日常化訓練メニューの1つとして継続中。

〔効果の検証結果〕

　脚の引き上げが十分でないと、屋内での歩行であっても厚さ5mm程度以下のカーペットの段差でさえ躓いて転倒する危険がある。当該訓練の効果で10cm程度の段差でも乗り越えられるようになった。

> 訓練の有用性の評定：100点

第三章　メニュー化した日々の機能回復訓練とその効果の検証

No. 4-8　左脚の交叉引き上げ訓練

〔狙い〕

　左脚の左右への引き上げ機能強化。

〔内容〕

　左踵を右爪先の前方へ交叉接地させてから引き上げて元へ戻す訓練⇒100回。

〔情況の推移〕

　当初は5〜6回の交叉引き上げがやっとであったが約3カ月後には15回まで可能となり、以降も徐々に回数を30〜60〜90へと増やし、1年後には100回に達した。以降日常化訓練メニューの1つとして継続中。

〔効果の検証結果〕

　椅子から立ち上がる際には、特に左足の置き位置に注意を要するが、その置き位置調整のためには左足を持ち上げつつ左右へ振ることも必要である。この調整は目立たないが安全に椅子から立ち上がって離れる際には重要な機能である。この動作が安全かつ確実に行なえるようになった。

> 訓練の有用性の評定：100点

No. 4-9　左腕の開き持ち上げ訓練

〔狙い〕

　左腕の引き上げ機能の向上。

〔内容〕

　右手で左手拳を掴んで介助しつつ、左腕を左外側へ開いて左肩よ

りも高く持ち上げる訓練⇒100回。

〔情況の推移〕

　この訓練には毎回痛み（指数：65～70）を伴う上に、4年間の訓練（累計約124,000回）にてもさしたる進展認め難し。脚の機能回復よりも遅々としており難渋中。

〔効果の検証結果〕

　冬場のシャツや上着などで長袖の場合には左腕を外へ開いて肩より上へ上げて袖を通す作業多く、当該訓練は重要な位置付け。当該訓練の効果が上がればこの袖通しが円滑になる。前年の冬よりは多少マシになった感ありにつき、以降も日常化訓練メニューの1つとして継続中。別途追加の訓練メニューも思案中。

> 訓練の有用性の評定：95点

No. 4-10　両脚での起立訓練

〔狙い〕

　左脚の耐荷重力の向上。

〔内容〕

　ベッド端に腰を下ろして両足裏を床に着けた状態から両脚だけで起立して座る訓練⇒60回。

〔情況の推移〕

　当初は左足裏での踏み締め感が無く、ふらつき感ありて数回の起立がやっと。約1カ月後に右手で左膝頭を掴んで起立すればふらつき感を抑制できることを体得せり。以降の1年（累計約18,600回）で右手の介助無しでも安定して起立可能となり、更にその後の4年

96

第三章　メニュー化した日々の機能回復訓練とその効果の検証

間（累計約74,500回）で両脚での起立は安定してイメージどおりになってきた。以降日常化訓練メニューの１つとして継続中。

〔効果の検証結果〕

　右手の介助無しでも安定して起立可能となってきた。

訓練の有用性の評定：100点

No. 4-11　左腓腹（ふくらはぎ）のストレッチ

〔狙い〕

　左脚のストレッチ。

〔内容〕

　メニュー No. 4-10 対応のストレッチで、左足腓腹（ふくらはぎ）を膝（ひざ）から足首にかけて右手でマッサージしつつ左足を踏み締めて腓腹（ふくらはぎ）を膨（ふく）らませて戻すストレッチ⇒60回。

〔情況の推移〕

　当初は左足の踏み締め感が無く、腓腹（ふくらはぎ）は全く反応せず。腓腹（ふくらはぎ）を膨（ふく）らませることが可能になり始めたのは約４年後。

〔効果の検証結果〕

　脛骨（けいこつ）を支えて左右前後へのブレを抑制するのも腓腹（ふくらはぎ）の機能の１つ。通常は脛骨（けいこつ）へ荷重を掛けようとするとこの腓腹（ふくらはぎ）が膨（ふく）らみながらピンと張って硬くなり、脛骨（けいこつ）への荷重に備えるのであるが、以前はこの腓腹（ふくらはぎ）が機能せず、歩行時の安定性に問題があった。その腓腹（ふくらはぎ）使用後の当該ストレッチはそれなりに重要。

訓練の有用性の評定：75点

No. 4-12　左腕の筋力トレーニング

〔狙い〕

　左腕の機能改善策の一環として筋力の向上を図る。

〔内容〕

　左手の平に1,500cc水入りペットボトルを紐でぶら下げ、床面から引き上げて下顎にタッチして戻す訓練⇒100回。

〔情況の推移〕

　当初は500ccの水入りペットボトルでさえ、引き上げはおろか前後に振ることさえ能わず。前後に振るだけの訓練を続けて約6カ月後、やっと振り子のイメージでの前後振りが可能になり、引き上げも数cm程度は可能になった。以降の3年間で500ccの水入りペットボトルであれば床面から引き上げて下顎にタッチさせることが可能となり、負荷を3倍の1,500ccに増やして訓練を継続すること1年（累計31,000回）。以降も日常化訓練メニューの1つとして継続中。

〔効果の検証結果〕

　左腕力の向上に少しずつ手応えが出てきた。

> 訓練の有用性の評定：100点

No. 4-13　両脚の筋力トレーニング

〔狙い〕

　両脚の筋力強化。

〔内容〕

　母趾と第二趾との間に1,500cc水入りペットボトルに取り付けた

第三章　メニュー化した日々の機能回復訓練とその効果の検証

紐を通してぶら下げ、水平に突き出して上下に振動させるトレーニング⇒左右脚各60回。

〔情況の推移〕

　当初は左の母趾と第二趾との間に通した布紐がすぐ外れてサマにならず。1年後（累計約18,600回）辛うじて外さないコツを体得せり。以降、日常化訓練メニューの1つとして継続中。

〔効果の検証結果〕

　両大腿部の筋力向上の感触あり。

　　┌ ─ ─ ─ ─ ─ ─ ─ ─ ─ ─ ─ ─ ─ ─ ─ ┐
　　　　訓練の有用性の評定：100点
　　└ ─ ─ ─ ─ ─ ─ ─ ─ ─ ─ ─ ─ ─ ─ ─ ┘

No. 4-14　左腕の筋力トレーニング

〔狙い〕

　左腕の筋力向上。

〔内容〕

　左手の平で500cc水入りペットボトルを握り、左脇腹を掠るようにして膝から下顎まで引き上げるトレーニング⇒100回。

〔情況の推移〕

　当初は右手で介助してもペットボトルをうまく握れなかったが、約半年かけてペットボトルのキャップ部を左手親指と人差し指の間に挟み込むようにして握るコツを体得して訓練回数を15〜30〜60へと徐々に増やし、1年後から設定の100回をクリア。以降日常化訓練メニューの1つとして継続中。

〔効果の検証結果〕

　100回は難なく可能になり、左腕の筋力向上の感触あり。

99

> 訓練の有用性の評定：95点

No. 4-15 右腕・手の筋力トレーニング

〔狙い〕

　右腕・手の筋力強化。

〔内容〕

　鉄アレイ（3.5kg）を右手の平で掴み、膝から額までの持ち上げ30回＋掴み手を180度回転させて膝から額までの持ち上げ30回＋縦に握って首筋まで持ち上げて肩にタッチするトレーニング⇒30回。

〔情況の推移〕

　正常な右腕・手の筋トレであるので、当初の1週間は相応の筋肉痛（指数：60〜70）は発生したものの、以降も継続して4カ年経過。筋肉痛は消え、右腕・手の筋力強化に手応えあり。

〔効果の検証結果〕

　通所リハビリ施設通いの送迎車の助手席への右腕だけでの引き上がり着座も容易になるなど当該筋トレ効果は顕著なり。

> 訓練の有用性の評定：100点

No. 4-16 左母趾の強化訓練

〔狙い〕

　左母趾の強化。

第三章　メニュー化した日々の機能回復訓練とその効果の検証

〔内容〕

　ゴム環*14を左母趾に掛けて片方を右手で掴み、左足をそのまま前方へ突き下げてゴム環に発生する引っ張り応力を左母趾に掛けて戻す訓練⇒60回。

〔情況の推移〕

　当初からさしたる問題は無く、5年間で累計約93,000回の訓練。

〔効果の検証結果〕

　左母趾で床に咬み付く感覚が出始め、歩行の安定性向上に手応えあり。

> 訓練の有用性の評定：100点

No. 4-17　股関節の強化訓練

〔狙い〕

　股関節の強化。

〔内容〕

　両足の土踏まず部同士をゴム環をかけて繋ぎ、両脚を開いてゴム環に発生する引っ張り応力を股関節に掛けて戻す訓練⇒60回。

〔情況の推移〕

　当初は左足の土踏まず部にゴム環がかかっている感覚が不十分で、右足土踏まず部に力を入れるとゴム環が簡単に外れて訓練にならず。2年ほどの試行錯誤の後にゴム環を外さないコツを体得して

＊14：ゴム環⇒トラック荷台用のゴム製バンドで作った直径約30cmのゴム環。

イメージに沿った訓練が可能になった。

〔効果の検証結果〕

　３カ年での累計は約55,800回となり、股関節の強化に繋がっている手応えあり。

> 訓練の有用性の評定：100点

No. 4-18　左脛の引き寄せ力強化訓練

〔狙い〕

　左踵を手前に引く機能の向上。

〔内容〕

　左踵〜右母趾をゴム環をかけて繋ぎ、左踵をグッと手前へ引き寄せて戻す訓練⇒60回。

〔情況の推移〕

　当初はベッド端に腰を下ろして両足をブラブラさせようとしても左足は微動だにせず。そこで本訓練を計画し開始するも３年ほどは全くサマにならず。

〔効果の検証結果〕

　４年目くらいから多少動き始め、更に訓練を積むこと約２年（累計約37,000回）にしてイメージに沿った訓練が可能になった。以降も日常化訓練メニューの１つとして継続中。

> 訓練の有用性の評定：80点

第三章　メニュー化した日々の機能回復訓練とその効果の検証

【V】椅子に座ったままでの訓練

〔準備・留意事項〕

　車椅子から一般的なキャスター付き事務椅子の使用に生活スタイルを変更した。このため椅子から離れたり椅子へ戻ったりする際には意に反した椅子の動きで転倒する危険が生じていることに注意を要す。

No. 5-1　左手の握力向上訓練

〔狙い〕

　左手の握力向上。

〔内容〕

　弱負荷のハンド・グリッパーを使った左手の握り締め訓練⇒100回。

〔情況の推移〕

　当初は右手での介助をもってしても、左手親指と残る4指束との間にハンド・グリッパーを挟むこと能（あた）わず。右手の介助によるハンド・グリッパーの挟み込みが辛（から）うじて可能になるまでにさえ約3年を要した。

〔効果の検証結果〕

　訓練開始4年目にして、右手の介助は不可欠ながら、やっと本来の握力向上訓練モードに入れり。以降右手の介助での握り締め訓練1年での累計回数は約31,000回に達し、少しずつ握力が増してきた感触あり。

　　　　　　　　　　　　┌─────────────────────┐
　　　　　　　　　　　　╎ 訓練の有用性の評定：100点 ╎
　　　　　　　　　　　　└─────────────────────┘

No. 5-2　右手の握力強化訓練

〔狙い〕

　右手の握力強化。

〔内容〕

　標準負荷のハンド・グリッパーを使った右手の握り締め訓練
⇒100回。

〔情況の推移〕

　異常の無い右腕・手は身体を安全に支える要でもある。当該訓練
には当初からさしたる問題無し。開始後1カ月ほどは筋トレ特有の
痛みあるも、その後は慣れて全く痛みも無し。通所リハビリ施設通
いの送迎車の助手席への右腕だけでの引き上がり着座も容易になる
など当該筋トレ効果は顕著なり。

〔効果の検証結果〕

　訓練効果は期待どおりで握力は確実に強化されている。

　　　　　　　　　　　　┌─────────────────────┐
　　　　　　　　　　　　╎ 訓練の有用性の評定：100点 ╎
　　　　　　　　　　　　└─────────────────────┘

No. 5-3　左手親指の押し曲げ力向上訓練

〔狙い〕

　左手親指の機能向上。

第三章　メニュー化した日々の機能回復訓練とその効果の検証

〔内容〕

　大型爪切り器を左手親指と人差し指の間に挟んでの押し切り訓練
⇒100回。

〔情況の推移〕

　当初は右手での介助をもってしても肝心の親指には力が入ら
ず。イメージを集中させながらの訓練約3年にして辛うじて親指
DIP関節*15が曲げられるようになった。以降4年間の訓練（累計
約124,000回）により右手の介助無しで自力で曲げられるようには
なった。

〔効果の検証結果〕

　親指DIP関節が辛うじて曲げられる程度の進展であって親指の
開き量は小さく、曲げた親指の力も未だ弱い。

```
訓練の有用性の評定：95点
```

No. 5-4　股関節及び左腕・手の強化訓練

〔狙い〕

　股関節及び左腕・手の機能向上。

〔内容〕

　リハビリ・ボール*16を両膝に挟んで圧縮しながら左手の平に握っ
たバトンを振り廻して右胸上部を叩く訓練⇒100回。

_____

＊15：DIP関節⇒指先から見て最初の関節（distal-inter-phalangeal joint）の略
　　　字。

＊16：リハビリ・ボール⇒直径約30cmの空気入りゴム製のボール。

〔情況の推移〕

　リハビリ・ボールを両膝に挟んでの圧縮訓練は当初から全く問題は無かったが、右手の介助で左手の平に包み込むように握らせた塩ビ製のバトン（直径4cm、長さ30cm）を左右に振ることは殆ど叶わず。この振り廻し訓練5年（累計約155,000回）にして、やっとバトンの先で右鎖骨〜右肩を叩けるようになった。以降日常化訓練メニューの1つとして継続中。

〔効果の検証結果〕

　左腕・手の機能向上に遅々とはしているが進捗の感触あり。

> 訓練の有用性の評定：80点

No. 5-5　左手各指の曲げ力向上訓練

〔狙い〕

　左手各指の機能向上。

〔内容〕

　左手の各指を右手で掴んでの抵抗屈伸訓練⇒各指60回。

〔情況の推移〕

　握り締めて抵抗しながら、各指を右手で一本ずつ強引に引き剝がして戻す訓練を重ねること5年（累計約93,000回）、各指の握り締め力の着実な向上に手応えあり。

〔効果の検証結果〕

　当該訓練で機能向上に手応えあり。

> 訓練の有用性の評定：100点

第三章　メニュー化した日々の機能回復訓練とその効果の検証

【Ⅵ】縦棒を使った訓練

〔準備・留意事項〕

　右手でＬ字型手摺の縦棒に掴まって転倒を防止しつつの訓練ではあるが、可能な限り自立に努めること。

No. 6-1　左脚主体のウォーミングアップ

〔狙い〕

　起床後の、特に左脚の円滑な動きを促す。

〔内容〕

　右手で縦棒に掴まり、左足を床から20cmほど引き上げると同時に左腕・肩も引き上げながら左足の着地に合わせて左腕・肩を急落としする運動⇒100回。

〔情況の推移〕

　当初は左足主体の単なるその場足踏み運動であったが、１年後からは左足を床から20cmほど引き上げると同時に左腕・肩も引き上げながら左足の着地に合わせて左腕・肩を急落としする運動とした。この運動開始後３年（累計約93,000回）程度までは左肩付け根の筋肉に引き剥がしの際のような痛み（指数：70）が走ったが、以後この痛みは次第に緩和される方向にある。

〔効果の検証結果〕

　当該ウォーミングアップを実施するとその後の歩行や身体の動きが円滑になり、一日の始動には欠かせない運動になっている。

> 訓練の有用性の評定：100点

No. 6-2 　肛門括約筋の強化運動

〔狙い〕

　排便の円滑化。

〔内容〕

　右手で縦棒に掴(つか)まり尻を少し落とし、左右交互の足に体重を少し移しながら尻を左右へ半回転させて肛門括約筋を鍛(きた)える運動⇒30回。

〔情況の推移〕

　脳出血による左半身不随の余波は肛門括約筋の制御機能にも及び、これが低下して便秘がちになった。これを改善するため毎朝用を足す直前にこの運動を実施すること6年（累計約56,000回）、その効果として肛門括約筋の強化に手応えを感じている。

〔効果の検証結果〕

　この運動の効果として排便の促進に手応えを感じている。

訓練の有用性の評定：100点

No. 6-3 　左大腿骨の股関節での回転力円滑化訓練

〔狙い〕

　左股関節の錆(さ)び付き防止と左脚の機能向上。

〔内容〕

　エルゴメーター[*11]のシミュレーター（試作したゴム式鐙(あぶみ)）を用いた左脚の踏み込み訓練⇒60回。

〔情況の推移〕

　縦棒に掴(つか)まっての訓練につき転倒の危険はないが、当初はこのシ

ミュレーターの鐙（床からの高さ20cm）に左足を持ち上げて入れること能わず難渋せり。別途左脚を持ち上げる訓練も重ねた結果、計画してから3年後にこの鐙に安定して左足裏を載せられるようになった。当該訓練3年の実施（累計約55,800回）後も日常化訓練メニューの1つとして継続中。

〔効果の検証結果〕

当該訓練により股関節の錆び付き問題は解決した。

> 訓練の有用性の評定：100点

No. 6-4　足首の左右方向への回転力向上訓練

〔狙い〕

足首の回転機能向上。

〔内容〕

縦棒に右手で掴まり、伸び上がるようにして左爪先部を接地させた状態で踵を外側へ回転させる訓練⇒30回。

〔情況の推移〕

当初は踵の回転はおろか微動だにしなかったが、イメージを集中させての訓練約10カ月にして踵を少し動かせる感触が掴めてきた。以降3年の訓練（累計約28,000回）により、ほぼイメージどおりの回転が可能になった。以降も日常化訓練メニューの1つとして継続中。

〔効果の検証結果〕

当該訓練により足首の回転機能が向上し、自転車エルゴメーターのサドルに尻を載せてペダルを踏み付ける左足の位置の微調整が可

能になった。

> 訓練の有用性の評定：100点

No. 6-5 両爪先の振り上げ訓練

〔狙い〕

　両爪先の振り上げ機能の強化。

〔内容〕

　縦棒に右手で掴（つか）まり、横棒（床面からの高さ75cm）を目掛けて両爪先を振り上げる訓練⇒右30回、左60回×2セット/日。

〔情況の推移〕

　当初から爪先の振り上げ自体は可能であってさしたる困難はなかったが、床面からの高さは右50cm、左20cm程度が精一杯であった。以降訓練を続けること4年（累計右約37,000回、左約149,000回）にして、やっと両爪先とも70cm程度は振り上げられるようになった。その後も日常化訓練メニューの1つとして継続中。

〔効果の検証結果〕

　車（三菱 Town Box）の運転席に乗り込む際には、運転席正面の窓と右側窓との間にあるスチール製フレームに設置されている取っ手に右手で掴（つか）まり、運転席乗り込み口のステップに右爪先を載せて立ち上がるようにして左下半身を座席に捻（ね）じ込んで着座するが、当該訓練の効果でこれらの動作が円滑に行なえるようになった。

> 訓練の有用性の評定：100点

第三章　メニュー化した日々の機能回復訓練とその効果の検証

No. 6-6　歩行訓練

〔狙い〕

歩行機能の向上。

〔内容〕

縦棒に右手で掴（つか）まり、左足主体で運足速度を適宜変化させつつの歩行訓練⇒200歩×（5～10）セット。

〔情況の推移〕

当初は左足裏の接地感覚が弱く、左脚への体重移乗が不十分なまま訓練を続けた。即ち、体重を右足から左足へ移乗してそのまま維持する時間は右足の場合に比べて3分の1程度の短時間であったが、この状態での訓練を続けること4年（累計約2,650,000歩）にして、やっと左右均等負荷の域となった。その後もこの訓練は強化しつつ日常化訓練メニューの1つとして継続中。

〔効果の検証結果〕

当該訓練により、縦棒に右手で掴（つか）まっての左右均等負荷の歩行が可能となり、杖歩行300ｍも実現した。

> 訓練の有用性の評定：100点

No. 6-7　左脚主体の振動型25％スクワット

〔狙い〕

左脚の機能向上。

〔内容〕

右手で縦棒に掴（つか）まっての左脚主体の振動型25％スクワット⇒100回×3セット/日。

111

〔情況の推移〕

当初は左膝がガクガクして不安定であったが、別途の訓練による左脚強化の相乗効果もあって次第に安定化し、体調に応じて負荷を25％から50％程度へと適宜増やしつつのスクワットも日常化訓練メニューの1つとして継続中。

〔効果の検証結果〕

訓練を積むにつれて左膝のガクガク感が減って安定してきた。

> 訓練の有用性の評定：80点

【Ⅶ】杖歩行訓練

〔準備・留意事項〕

通常は屋内での訓練を主体としつつも屋外歩行を念頭に置き、機会ある度に屋外で実践すること。

No. 7　杖歩行訓練

〔狙い〕

杖歩行能力の向上。

〔内容〕

部屋のスペースで、杖を使っての歩行訓練⇒400〜2,000歩。

〔情況の推移〕

当初は4〜5m歩いて部屋の壁に達する度のUターンのための杖送りや足運びにさえも転倒回避のため細心の注意を払いつつの訓

第三章　メニュー化した日々の機能回復訓練とその効果の検証

練であった。左足の接地感覚は殆ど無かったので、視覚に頼りつつ
の訓練となり、板張り床の木目を一本ずつ数えられるほど床に目を
落としての訓練となった。このような情況を５年ほど続け、別途の
左脚の機能向上訓練の効果も出始めて屋外での実践的な歩行訓練に
繋げた。

〔効果の検証結果〕

　当初は左足の接地感覚は殆ど無かったが、別途の左脚の機能向上
訓練との相乗効果もあって、屋外での平坦な道路での300ｍの杖歩
行が可能なレベルに到達した。

　平坦な道路での300ｍの杖歩行が可能となった。

> 訓練の有用性の評定：100点

第四章 総 括

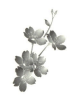

　伊豆高原に移り住んでから約7年半経った。当初からリハビリを見据えた生活となったが、具体的な取り組みについては手探りの情況が暫く続いた。

　何よりも、何の変哲も無い普通の世界から突然異次元のブラック・ホールへ一人落ち込んだという暗転劇に気持ちの整理が付け難く、決めたはずの覚悟がしばしば揺らぐのであった。左半身不随となって以前と変わらぬ景色を見てはいても、右腕が届く範囲の物以外には近寄って触ることもできないという厳然たる事実と直面する度に、全てが仮想現実であるかのように感じられ同次元の世界に共存しているという実感は湧かず、リハビリどころではないという想いに駆られたのだ。されど"やるしかない！"と奮い立つしか解は無いことは分かり切っており、あとは実行に移すのみであった。

　発症後3年ほどはリハビリの手法について文字通りの行きつ戻りつの繰り返しで試行錯誤を重ねたが、4年目に入ってからやっと機能回復訓練のあるべき論に辿り着き、漸く系統だったメニューの構築に着手できる情況となった。以来実践と効果の検証について約4年半を掛けて一応完成の域に辿り着けた。当該機能回復訓練メニュー数は特に取り入れたウォーミングアップとストレッチを含めると計59本になった。

　基本的には毎日3～4時間を掛けて当該59本の訓練メニューを全て熟しているが、体調によっては軽減する場合もあるので、日報によるとその実践率は約85％である。訓練に熟達すればするほど個々のメニューを熟すのに要する時間は次第に短くなるので、当該

第四章　総括

59本のメニュー全体でも２時間程度には短縮できよう。

　これら全ての機能回復訓練メニューの実施とその検証の詳細は第三章のとおりであるが、そこでは訓練の流れとリズムを考慮して階段、カーペット、縦棒など使用する用具類を中心に分類して纏めてある。言うまでもなく、私の機能回復訓練は主として左の上下肢を対象としているので、それらの各部位に特化した機能回復訓練という切り口から見ると次の①〜③ようにも纏められる。但し、訓練対象部位の特化とはいえ、関連する筋肉や靭帯で繋がっている部位に対しても訓練効果が及ぶ場合もあるので厳密な切り分けにはなり得ず、あくまでも目安である。

§①上肢

○①-1　肩関節

No. 3-3	左腕の回転運動
No. 3-9	横臥での半回転訓練
No. 4-1	肩窄め訓練

○①-2　上腕

No. 2-6	左腕の回転運動
No. 3-5	左腕の持ち上げ訓練
No. 3-6	左腕の曲げ伸ばし訓練
No. 4-9	左腕の開き持ち上げ訓練

○①-3　前腕

| No. 1-7 | 左腕の回転・屈伸訓練 |

No. 1-8	左腕と腰の回転訓練
No. 2-5	左腕の反発力強化訓練
No. 2-8	両腕と左脚の筋力トレーニング
No. 3-1	腰のストレッチと左腕・手の上げ開き訓練
No. 3-2	左腕・手の曲げ伸ばし訓練
No. 4-3	左前腕部の持ち上げ訓練
No. 4-12	左腕の筋力トレーニング
No. 4-14	左腕の筋力トレーニング
No. 5-4	股関節及び左腕・手の強化訓練

○①-4 手

No. 3-4	左腕と五指の曲げ伸ばし訓練
No. 5-1	左手の握力向上訓練

§②下肢

○②-1 股関節

No. 2-4	股関節のストレッチ
No. 3-7	両脚開倒訓練
No. 3-8	股関節・腰周りの回転訓練
No. 4-17	股関節の強化訓練
No. 6-3	左大腿骨の股関節での回転力円滑化訓練

○②-2 太股

No. 1-3	階段初段の昇降訓練
No. 1-9	左脚の振動型25％スクワット

第四章　総括

No. 2-1	両膝を曲げて腰を落としたあと起立する訓練
No. 2-2	左膝立て姿勢からの立ち上がり訓練
No. 2-3	腰と両太股裏側のストレッチ
No. 4-2	左下腿部の倒起訓練
No. 4-7	左脚の引き上げ訓練
No. 4-8	左脚の交叉引き上げ訓練
No. 4-10	両脚での起立訓練
No. 4-13	両脚の筋力トレーニング
No. 6-1	左脚主体のウォーミングアップ

○②-3　脛

| No. 2-9 | 左膝の折り曲げと踵の引き上げ訓練 |
| No. 4-18 | 左脛の引き寄せ力強化訓練 |

○②-4　脹脛

| No. 1-1 | 左脚の振動型25％スクワット |
| No. 4-11 | 左脹脛のストレッチ |

○②-5　足首

| No. 1-2 | 左足首の前後方向への回転訓練 |
| No. 6-4 | 足首の左右方向への回転力向上訓練 |

○②-6　踏み付け部

No. 1-5	右爪先の振り上げ訓練
No. 1-6	左脚の振動型50％スクワット
No. 6-5	両爪先の振り上げ訓練

| No. 6-7 | 左脚主体の振動型25％スクワット |

○②-7 趾
| No. 4-16 | 左母趾の強化訓練 |

§③その他

○③-1 接触感覚
No. 1-4	青竹踏み
No. 4-4	左足裏の引き摺り訓練
No. 4-5	左足裏の突っ突き訓練

○③-2 腹筋と首筋
| No. 2-7 | 腹周りと首周りの筋力トレーニング |
| No. 3-10 | 咽頭周りの筋力トレーニング |

○③-3 手足の感覚
| No. 4-6 | 電磁パルスの印加 |

○③-4 右腕の筋トレ
| No. 4-15 | 右腕・手の筋力トレーニング |

○③-5 右手の握力
| No. 5-2 | 右手の握力強化訓練 |

第四章　総括

○③-6　左親指
No. 5-3　左手親指の押し曲げ力向上訓練

○③-7　左全指
No. 5-5　左手各指の曲げ力向上訓練

○③-8　肛門括約筋
No. 6-2　肛門括約筋の強化運動

○③-9　歩行機能
No. 6-6　歩行訓練
No. 7　杖歩行訓練

119

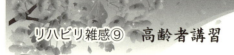

リハビリ雑感⑨　高齢者講習

(2016年6月)

　最近では、歩を進めるに際して左脚の持ち上げと前方への踏み出しがかなり円滑にはなってきた。それぞれのデジタル制御信号を意識して送出しなくとも、歩行するイメージをアナログで想起するだけで歩行動作が可能になってきたのである。とはいえ、レスポンスにはかなりの遅れがある。このレスポンスを速くするには、筋力を強化する必要がありそうだと感じ始めたのだ。そこで、特に麻痺した部位の筋肉組織の強化モデルについて、「筋肉にダメージを与えて一旦グチャグチャの不定形状態に壊した後、再整形し回復させれば強化の効果が顕著になるかも知れない」と考えた。

　この着想のキッカケは次のとおりである。即ち、歩行訓練が過負荷であれば翌日にはかなりの痛みが発生する。それを我慢して当日の訓練を実施しようとする場合、「痛みを我慢しても訓練効果は上がらないかも知れない」などと都合のよい弱音を吐きそうになることもしばしばである。それを克服して訓練を続行するには「痛みを超えた先にこそ回復効果がある」と自分に言い聞かせる必要があったのだ。これは、「固体を一旦壊して非晶質化してから再結晶化させると優れた特性を持つに至る可能性がある」という固体物理工学にヒントを得たコジツケである。

　幸いにしてこのコジツケが功を奏したか、過負荷の痛みにも耐えて訓練を続けた結果、歩行の際には左脚への体重の完全移乗が可能となり、右脚の負担が軽減されて、連続歩行数を大幅に増やせるよ

第四章　総括

うになったのだ。ちなみに、体重負荷は左右両脚にバランスよく掛けることが歩行の耐久時間を延ばす秘訣のようで、マラソン・ランナーは正確に半々を堅持しているのではないかと思われる。

[§高齢者講習の受講]

　自動車運転免許の更新に際して新しく義務化されたのが高齢者講習である。都道府県公安委員会での更新手続きは、一般には１時間程度の講習と身体の適正検査を済ませれば一律に新しい免許証が交付される。それが高齢者に対しては、高齢者講習（３時間）を済ませてからでないと更新手続きに出向けなくなったのである。

　私の免許更新の時期は来る７月（2016）だが、その前に指定の自動車学校にてこの講習を受けるようにとの連絡がハガキで届いた。伊東市の場合はＡ自動車学校で、地図で探すと自宅からは山野・河川をいくつか越えた先約15kmにある。初めての訪問先で集合時刻も指定されていることから、念のためタクシーを利用した。

　予め電話で身体障害者であることを連絡し、現有免許の限定条件としてハンドルに運転用補助装置（具体的にはノブ）を装着することになっていることも伝えた。"承知しました"との回答であったので、何も問題は無かろうと思って指定された去る４月27日に出掛けたのである。さて、タクシーでＡ自動車学校に到着し、建物や運転練習コース全体を見渡してみると、学校全体は緩やかな斜面を切り拓いて最低限必要な広さの平地を確保した領域に建設されたようであった。

　事務室や講義室のある事務棟は練習コースや車庫のある平地面の手前奥に数メートルの盛り土をしてその上に建てられた様子であり、その正面玄関はコンクリートにタイルを貼り付けた５〜６段の

121

階段を上った所にあった。正面玄関に続くスロープは無く、階段には全く手摺が無かったのだ。

　完全なバリアフリー化はともかくとして、自動車学校というある程度は公共性のある施設であるのに、身体障害者や高齢者の安全・利便性には全く配慮されていないことに失望の念を禁じ得なかった。手摺の無い階段を、杖だけを頼りにしての上り下りには転倒のリスクがつきまとい、非常に危険なのである。やっとの思いで上りきって玄関から中に入ってみると、この時点ではもう驚きは無かったものの、受付の机や椅子はもとより何一つとして身体障害者や高齢者に配慮したものは見当たらなかった。但し、一目で身体障害者だと分かる私に対する職員の対応にはそれなりの気配りはあったので、問題は施設の運営管理者の問題意識の低さであろう。

　一般には何等不都合は無いとはいえ、時代的には身体障害者や高齢者の安全・利便性についても大いに配慮すべしとの機運もかなり高まってきている。残念ながら、時代の波は都会からみれば辺境の地たるこの伊東市には遠く及ばずということか。トイレや講義室や身体検査室もかくの如しで、そこへの移動や出入りには大いに難渋した次第である。

　運転技能検査には、学校の検定車（AT乗用車）が用意されていた。通常運転している軽自動車（三菱 Town Box）ではないので、右手だけで全ての計器類が操作可能かと気にはなったが、もう「四の五の言う」場面ではない。幸い、週1回ながら「通所リハビリ」での送迎車（マイクロバス）では特別に助手席へ乗り込むことが許され、運転時の速度や注意点に関するシミュレーションを行なっているので、自動車学校の走行コースでの運転は思いのほか円滑であった。もっとも、「外周コースを一廻りして終わり」程度かと思

第四章　総括

いきや、Ｓ字カーブや車庫入れなど卒業検定とほぼ同じコースを走らせられたのは想定外であった。この高齢者講習の受講料に割高感があった理由が分かった次第である。およそ50年ぶりの「自動車学校の検定コースでの運転技能検査」であったが、幸い一発 OK！で問題無しとの判定であった。

　身体障害者や高齢者に配慮のない施設の利用がいかに大変なことなのかを身をもって知らされはしたが、"一般の施設でも何とか利用できそうな自信が付いた"ことは思わぬ収穫であって、今後の励みとはなったのである。

あ と が き

　私が自らを被験者として実践したリハビリ法は旧来の常識を超えた型破りなものであるが、その効用のほどは自らの機能回復訓練に適用して実証済みである。

　その実施に際しての副作用は全く無く、危険を伴うことも無い。そのうえ特別なリハビリ用器具類は必要とせず、誰でも自宅で気軽に追試できる内容ばかりである。追試を想定して、その利便性の観点からも機能回復訓練の内容は極力数値化した。

　脳出血直後の1カ月間は寝たきり状態で、文字通り身動きすらままならなかったが、それから4年目に独自の機能回復訓練を本格的に開始して4年半実践してみた。その結果、現在では平坦な道路であれば杖は使うものの300m程度の連続歩行が可能になり、日常的に自動車の運転も可能な段階にまで機能が回復している。

　本書で述べた「型破りなリハビリ法」をもっと早期に実践していたら、もっと早く効率的な機能回復が図れたのではないかとの思いを強くしている。

　本書の内容には広くリハビリに関わる医師や看護師はもとより、理学療法士や作業療法士ひいては介護士の方々にも目から鱗の箇所があるのではないかと考えている。願わくは本書の内容をヒントにして、それぞれの現場に合うように適宜工夫し、脳血管障害者の効率的な機能回復に役立てて頂きたいものである。加えて、リハビリ医療研究機関やその関係者が本書をヒントにして統計処理に適う数の被験者を対象としてデータを集めて解析し、科学的なリハビリの確立に役立てて頂ければと切に願う。

124

謝　辞

　今日の機能回復レベルに達するまでには、妻和子が誰よりも献身的な介護で日々を支え続けてくれており、彼女の存在なくして私の生は語れない。文字通り、生涯をかけて感謝する。また、馬場記念病院での寝たきり闘病に際して、私の介護を担当して頂いた松井紀詩子さんには、地の底から天井を仰ぎ見るだけのような絶望的な状況の中で、親身になって介護しつつ懸命に励まして頂いた。私にとっては死地で出会えた女神のような存在であり、退院後も今日に至るまで、メール等を介してリハビリを励まして頂き、絶えず"転倒に注意！"と言い続けて頂いている。お蔭で"この一瞬、次の一瞬が命懸け"と、特にベッドや椅子から離れて移動する際には絶えず唱えており、一瞬なりとも油断しないで過ごせている。彼女への感謝の気持ちは生涯忘れ得ない。

　私の元職場の飲み仲間で組織した「先端研飲友会」会員諸氏からのメールを介した励ましにも大変勇気付けられた。お蔭で次々と具体的な目標を設定することができ、リハビリの到達レベルを一歩ずつ着実に引き上げることもできた。この会員諸氏への感謝の念も失せる事はない。

　馬場記念病院の前田一史医師とその医療スタッフ（2009年10月当時）には、まさに命を救って頂いた。リハビリ部門の中野主任とそのスタッフには寝たきり状態からの脱却を親身になってサポートして頂くとともに、その後の本格的なリハビリの基本を懸命に御指導頂いた。いずれも、私が今日あるのはこれらの人々の献身的な医療・看護・介護及びリハビリの賜物であることを銘記して、深く感

謝する。

　更に、伊豆高原への移住後に、JA 共済中伊豆リハビリテーションセンターの通所リハビリ施設「やすらぎ」では本格的な社会復帰を目指して実践的な機能回復トレーニングの御指導を頂き、その成果が目に見える形で顕れていることにより、社会復帰が夢のレベルから現実のものになった。これに対しても、「やすらぎ」のリハビリ・介護・看護スタッフに心からの謝意を表する。

　ともすれば孤独に陥ってリハビリに向かう気持ちが萎えそうな時には、妻はもとより家族の支えこそが何事にも勝る力になる。長女夫婦および長男夫婦と二人の孫達からの常に変わらぬ励ましに深く感謝する。

泉　　勝　俊

泉　勝俊（いずみ　かつとし）

工学博士

1943年愛媛県生まれ。1962年愛媛県立長浜高等学校卒業、1963年名古屋高等無線電信学校二部高等科卒業（第三級無線通信士免許取得）、1970年名古屋工業大学第二部電気工学科卒業、1972年同大大学院工学研究科電気工学専攻修士課程修了、同年日本電信電話公社入社（以来27年間武蔵野電気通信研究所〜厚木電気通信研究所〜LSI研究所、システムエレクトロニクス研究所にて主としてシリコン半導体デバイス・プロセスの研究開発に従事）、1999年大阪府立大学先端科学研究所教授、2007年定年退職、2007〜2010年同大特認教授。2007〜2009年神戸松蔭女子学院大学非常勤講師。

2001年 IEEE Daniel E. Noble Award 受賞。

伊豆高原の桜に惹かれて
― 脳出血で倒れた電子物理工学者の型破りなリハビリ法 ―

2017年12月1日　初版第1刷発行

著　者　泉　勝俊
発行者　中田典昭
発行所　東京図書出版
発売元　株式会社 リフレ出版
　　　　〒113-0021　東京都文京区本駒込 3-10-4
　　　　電話 (03)3823-9171　FAX 0120-41-8080
印　刷　株式会社 ブレイン

© Katsutoshi Izumi
ISBN978-4-86641-103-3 C0095
Printed in Japan 2017
落丁・乱丁はお取替えいたします。

ご意見、ご感想をお寄せ下さい。

［宛先］〒113-0021　東京都文京区本駒込 3-10-4
　　　　東京図書出版